Dipl.-Ing. Sabine Liebe

Abnehmen in den Wechseljahren, für Diät Gestresste.

Was den Bauch nährt, was du dagegen tun kannst & wie du deine innere Leere verlierst. Abnehmen ohne Hunger dank intuitivem Essen.

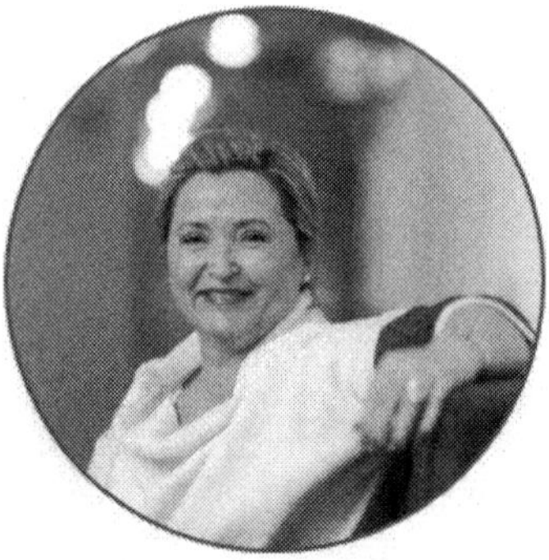

Dipl.-Ing. Sabine Liebe

Dieses Buch hat einen hohen Bezug zu meinem Leben und daher weiß ich, welche Herausforderungen der Alltag bieten kann. Es kann sein, dass du dir Zeit zum Lesen eingeplant hast und dann kommt doch alles anders. Und deshalb möchte ich dir bereits an dieser Stelle zeigen, welcher Bonus dich erwartet. Der Bonusteil ersetzt nicht den Inhalt dieses Buches, aber er ist eine wertvolle Ergänzung, die du nicht versäumen solltest.

Das erwartet dich im Bonusteil:

1. Lerne mich persönlich kennen. Visuelle und akustische Informationen schaffen eine Verbindung.
2. Wir Frauen streben nach einer harmonischen Partnerschaft. Wie das gelingt, erfährst du im Video „Stressfreie Kommunikation in der Partnerschaft".
3. Wenn du abnehmen möchtest, brauchst du einen gesunden Darm. Ich führe dich in die Welt der Moppelchen- und Schlank Bakterien ein.

4. Stress macht dick, aber was stresst dich? Finde anhand einer Liste heraus, was deine Stressoren sind. Und noch einiges mehr.

SCAN MICH

Vorwort

Zeit für ein Danke (© Monika Minder)

„Wieder ein Stück Weg hinter sich lassen.
Zeit, das eine oder andere abzuschliessen.
Vergangenes wertschätzen, das Gute
weiterleben lassen. Aus dem Schlechten
lernen. Mit dem kleinen Wort Danke
Grosses ansprechen und damit im
Guten den Weg nach vorne gehen."

Danke sagen möchte auch ich. Mit diesem Buch ist ein Traum wahr geworden. Ohne die große Unterstützung, die ich erfahren habe, hätte ich mich vielleicht nicht jetzt oder nie an dieses Projekt, ein Herzensprojekt gewagt.

Angefangen hat alles mit einem Seminar bei Hermann und Kerstin Scherer, die mir gezeigt haben, dass Veränderung eine Entscheidung ist, die unabhängig vom Alter, Geschlecht oder beruflicher Vergangenheit getroffen wird. Sie haben mir den Mut, die Kraft und die Vision gegeben, in die Sichtbarkeit zu gehen, was ich mit diesem Buch umgesetzt habe.

Ohne die Erfahrung, die Geduld und das großartige Know-how der „SalesAngels", meinen Coaches, hätte ich dieses Buch nicht schreiben können. Danke für eure Begleitung und euren Zuspruch.

Und mein besonderer Dank geht an meinen Mann, der mich mit seiner Liebe über meine Zweifel hinweg geschupst hat.

Und ich danke dir, für deinen Vertrauensvorschuss.

Inhaltsverzeichnis:

Einleitung

Warum ich das Buch für dich geschrieben habe.

„Es ist Montag. Mein Mann hat das Bad gerade verlassen und es ist an mir, aufzustehen und mich für den kommenden Tag, die kommende Woche fertig zu machen. Ich bin müde, weil ich schlecht geschlafen habe, wie so oft in letzter Zeit. Ich spüre, dass das Laken noch immer an meinem Rücken klebt und der Schweiß der letzten Nacht noch nicht ganz weggetrocknet ist. Ich richte mich auf, schwinge die Füße aus dem Bett und verspüre sofort einen leichten Schmerz in den Fußgelenken und eine allgemeine Steifheit in den Gliedern. Ich brauche einige Schritte, bis meine Gelenke gut funktionieren und ich normal laufen kann.

Gestern war ein schöner Abend. Wir hatten uns mit Freunden zum Essen verabredet und den neuen Griechen an der Hauptstraße ausprobiert. Für mich gab es Gyros in Metaxa Soße mit Pommes und einem kleinen Salat. Dazu reichlich Wein, gute oberflächliche Gespräche und viel Gelächter. Ein entspannter Abend. Bis ich schlaflos im Bett liegend darauf gewartet habe, dass die Nacht vorbei geht. Mein Mann lag leise schnarchend neben mir und ich habe mich nicht zum ersten Mal gefragt, warum es ausgerechnet mir und nur mir so geht. Mit der Schlaflosigkeit und der undurchdringlichen Stille kamen die Gedanken, schwermütige Gedanken und das schlechte Gewissen. Abnehmen wollte ich, hätte ich es vielleicht doch bei einem Salat belassen sollen? Wieder in meine Lieblingskleider passen, mich wieder attraktiv fühlen, wollte ich. Ich war doch den ganzen Tag über so disziplinierter, warum habe ich mir das am Abend alles kaputt gemacht? Alt fühlte ich mich. Und mit diesen Gedanken kam auch wieder die Angst, die Angst, dass das Leben zu kurz ist, ich nicht mehr das schaffen werde, was ich doch so gern erreichen wollte. Leben! Das Leben führen, welches ich die ganzen Jahre zurückgestellt hatte. Alles war wichtiger. Meine Kinder, mein Mann, meine Geschwister, meine Eltern und Schwiegereltern, meine Karriere und, und, und. Alles andere wollte ich tun, wenn mich die Kinder nicht mehr brauchten, die Kredite abgezahlt sind und ich mehr Zeit für mich hätte. Zeit, die mir durch die Finger rinnt wie Ostseesand. Und dann wurde es Gott sei Dank heller und damit auch die Gedanken.

Ich gehe heute nicht auf die Waage, das Ergebnis kenne ich auch so. Warum also soll ich mir schlechte Laune holen. Ab heute bin ich wieder total konsequent. Heute, ja heute, beginnt der Rest meines Lebens. Ich werde abnehmen, Sport machen, mich gesund ernähren und dann werde ich auch wieder ein Leben in Zufriedenheit und Glück führen.“

Wie mir, geht es unzähligen Frauen, die in die zweite Lebenshälfte kommen. Frauen wie dir, die sich zu dick, zu alt und zu unzufrieden fühlen. Aber liegt das wirklich allein an den Wechseljahren? Was sind eigentlich die Wechseljahre, was passiert da mit deinem Körper? Warum bekommen wir Frauen auf einmal einen dicken Bauch? Was war zuerst da, der Bauch oder die Unzufriedenheit? Und ist das Schicksal wirklich unabänderlich oder kannst du etwas dagegen tun? Kannst du dir deine Attraktivität und Zufriedenheit zurückholen?

Ja, ja und nochmals ja. Ich nehme dich mit auf eine Reise zu dir selbst. Ich werde dir in diesem Buch aufzeigen, wie und warum sich dein Körper verändert hat und wie du deine Ernährung, Bewegung und deine innere Einstellung anpassen kannst, um wieder ein Leben in Zufriedenheit und Attraktivität zu führen. Mir ist bewusst, dass du schon vieles ausprobiert hast, was mehr oder weniger gut funktioniert hat, aber eben nur mehr oder weniger. Sonst hättest du dir nicht dieses Buch gekauft. Ich bin mir durchaus und von ganzem Herzen bewusst, welche Verantwortung ich dir gegenüber habe und wieviel Hoffnung du mit diesem Buch verknüpfst. Ich verspreche dir, mein Wissen und meine Erfahrungen mit dir zu teilen. Denn ich hätte mir vor einigen Jahren gewünscht, ein Buch, einen Ratgeber zu haben, der mir meinen „Leidensweg“ verkürzt hätte. Ich habe aber auch gelernt, dass alles einen Sinn hat und ich den Weg des Lernens und Erlebens selber gehen musste.

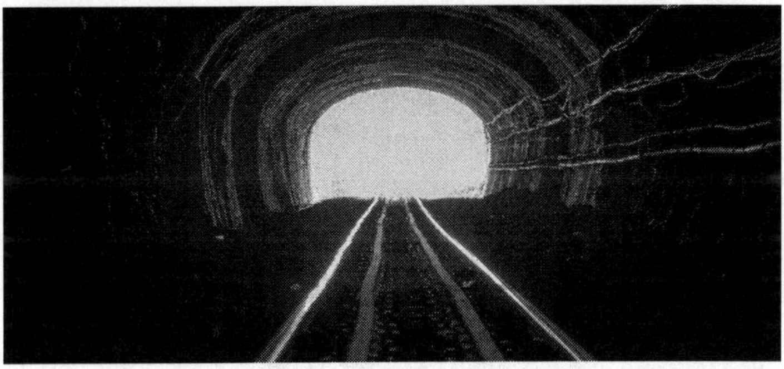

„Es gibt kein Licht am Ende des Tunnels. Du bist das Licht, mach dein Leben strahlend.“
- unbekannt

Vieles wird dir bereits bekannt sein. Dann findest du es bestätigt oder erhältst einen neuen Blickwinkel auf die Dinge. Vieles wird dir aber auch neu sein, dann lass dich darauf ein.

Mein Ziel ist es, dir einen Lösungsansatz aufzuzeigen, der Körper, Geist und Seele ein- und Hunger, Verzicht und Frust ausschließt.

In den einzelnen Kapiteln werde ich dich an meinen eigenen Erlebnissen teilhaben lassen und von Erfahrungen berichten, die meine Kursteilnehmerinnen gemacht haben. Im Bonusteil, den du am Ende des Buches findest, habe ich dir noch einige Informationsvideos bereitgestellt, anhand derer du eigene Erfahrungen machen kannst.

Einige Bereiche werde ich jedoch nur anschneiden. Das tue ich nicht, um dich zu ärgern oder in meine Kurse zu locken. Für mich ist es wichtig, dir Informationen und Übungen an die Hand zu geben, die du sofort und vor allem alleine umsetzen kannst. In meiner Verantwortung liegt es, keine Türen zu öffnen, durch die du nicht alleine gehen kannst oder willst. Jeder Mensch hat schon einmal Grenzerfahrungen gemacht, die zum Teil verschüttet oder unaufgearbeitet brach liegen und zu negativen Gefühlen oder limitierenden Glaubenssätzen geführt haben. In den entsprechenden Kapiteln werde ich anhand einiger Beispiele auf die Bedeutung für einen erfolgreichen Gewichtsverlust hinweisen, aber nicht mit Übungen untermauern. Du wirst jedoch mehrere Möglichkeiten finden, um mit mir in Kontakt zu treten, wenn du tiefer einsteigen möchtest.

Bevor wir aber in die einzelnen Kapitel und damit in die verschiedenen Sachthemen einsteigen, möchte ich dir noch erzählen, wie ich meine schlaflosen Nächte, mein schlechtes Gewissen und meine körperlichen und psychischen Herausforderungen gemeistert habe.

Natürlich habe ich, genau wie du, fast jede gängige Diät ausprobiert, habe unzählige Bücher gelesen, mich zum wiederholten Male in Fitnessstudios an- und wieder abgemeldet, frustriert aufgegeben und wieder angefangen, um endlich mein Wunschgewicht zu erreichen und wieder innerlich und äußerlich zufrieden zu sein.

Im Nachgang habe ich feststellen dürfen, dass ich immer nur an einzelnen Stellschrauben des Lebens gedreht habe und nicht das Ganze im Blick hatte. Ich musste innerlich lachen, weil mir das ausgerechnet beim Rädertausch an unserem Auto bewusst wurde. Will man, dass die Räder halten und rund laufen, muss man an jedem Rad mehrere Schrauben / Bolzen anziehen. Zieht der Mechaniker nur eine an und alle anderen nicht, läuft das Rad nicht rund oder es geht verloren. Das war meinem Mann und mir passiert.

Ich durfte mich in diesem Moment, in dem ich fast aus dem Leben geworfen worden wäre, daran erinnern, dass es so viel mehr im Leben gibt als Ernährung, Bewegung und Disziplin, um glücklich zu sein.

Aus dem Leistungssport kommend, kannte ich aber nur diese 3 Stellschrauben. Ernährung, Sport und Disziplin. Das hat bis zu meinem 40. Lebensjahr auch gut funktioniert. Aber dann kamen die hormonelle Umstellung, beruflich und privat gab es einige Herausforderungen und auf einmal reichten meine 3 Stellschrauben nicht mehr aus für ein attraktives und zufriedenes Leben. Mein Leben lief nicht mehr rund.

„Nur wer riskiert, zu weit zu gehen, kann überhaupt herausfinden, wie weit er gehen kann.“
(T.S. Eliot)

Ich habe lange nach Lösungen gesucht und habe viele Ausbildungen gemacht *(keine davon habe ich bereut)*. Ausgerechnet als ich für meine Coaching Kurse noch nach einem Ansatz gesucht habe, mit dem ich psychische Herausforderungen, wie limitierende Glaubenssätze, auflösen konnte, bin ich fündig geworden. Ich habe eine lebensverändernde Ausbildung zum Resilienz - Diät Coach nach Nadine Bokarev gemacht. Das Besondere daran war, dass ich alle Kursmodule selber durchlaufen musste. Nicht in der Theorie, sondern als Coachee. Ich sah mich auf einmal mit tiefliegenden, negativen Gefühlen aus meiner Turnerlaufbahn konfrontiert, habe erkannt, welche limitierenden Glaubenssätze daraus entstanden sind und welche Auswirkungen diese auf mich und meinen Körper hatten. Ich habe erkannt, dass ich mich viel zu wenig um meine eigenen Bedürfnisse gekümmert habe und sich dadurch das Gefühl festgesetzt hat, dass ich etwas verpasst habe. Ich habe eine stressfreie Kommunikation für meinen Beruf und meine Partnerschaft kennengelernt und damit dick machenden Stress minimiert. Und ich habe während des Kurses erstmals seit Jahren erlebt, dass ich Gewicht verloren und Zufriedenheit gewonnen habe. Ohne Diät, Verzicht, Hunger, Disziplin. Das und noch vieles mehr steckt in meinem Kursprogramm: „Abnehmen mit Körper, Geist und Seele“ und in diesem Buch.

Das Lesen dieses Buches alleine wird dein „zu viel“ an Gewicht und deinen Bauch nicht verschwinden lassen. Aber auch du wirst diese lebensverändernden Erfahrungen machen, wenn du dich völlig wertfrei darauf einlässt und anschließend in die Umsetzung kommst. Auch du wirst herausfinden, welche Stellschrauben du noch anziehen solltest, so dass du innerlich „rund“ läufst *(so bezeichne ich das immer)* und innere und äußere Zufriedenheit erlangst. Eine starke Resilienz, innere Widerstandsfähigkeit, ist der Schlüssel zum Erfolg.

Ich wünsche dir Spaß beim Lesen, Freude beim Umsetzen und Erfolg bei der Erreichung deiner Ziele. Du bist Teil einer großen Gemeinschaft. Ich bin an deiner Seite und du bist immer in meinem Herzen.

Deine Sabine

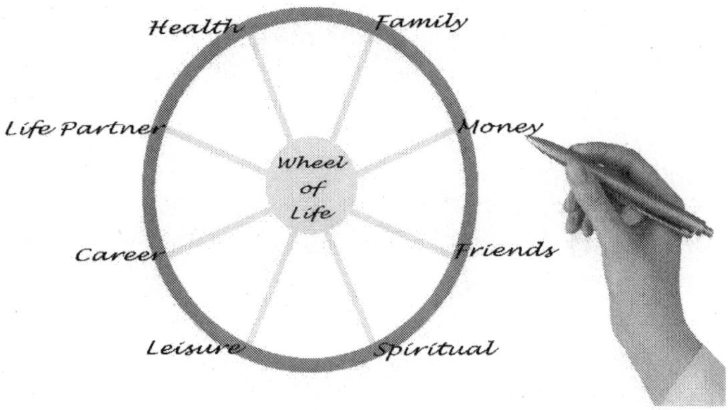

Ich habe mich lange Zeit gefragt, was die Wechseljahre eigentlich sind und warum die Natur diese erfunden hat. Ich weiß schon, nichts in der Natur ist ohne Sinn, aber warum trifft das wieder uns Frauen mit voller Wucht? Jetzt sind wir endlich die monatlichen Menstruationsblutungen los und schon erwarten uns andere Unannehmlichkeiten. In diesem Kapitel möchte ich dir ein Gefühl für die Wechseljahre geben, so dass du deinen Frieden mit ihnen schließen kannst.

Das erwartet dich im nächsten Kapitel.

Kapitel 1: Das Phänomen Wechseljahre

1.1 **Was sind die Wechseljahre und wozu hat die Natur diese erfunden?**

1.2 **Was passiert während der Wechseljahre im Körper?**

1.3 **Mindset und Wechseljahre**

Nach diesem Kapitel betrachten wir die mit den Wechseljahren einhergehenden Beschwerden näher.

Kapitel 1:

Das Phänomen Wechseljahre.

oder

Warum eigentlich schon wieder wir Frauen?

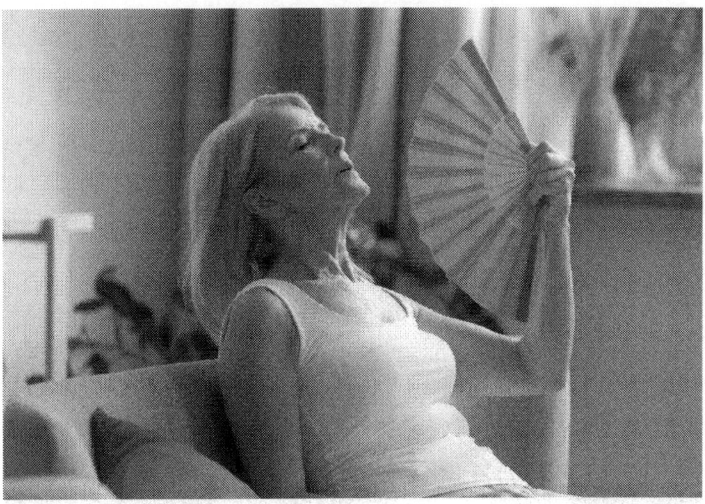

1.1 Was sind die Wechseljahre und wozu hat die Natur diese erfunden?

Kann mir mal jemand sagen, was der Sinn der Wechseljahre ist? Ist es wirklich notwendig in den unpassendsten Momenten in Schweiß auszubrechen und wie ein kleines Kind rot zu werden?

Jeder weiß, wie wichtig ein ausreichender und vor allem erholsamer Schlaf für die körperliche Regeneration ist. Warum wird uns dieser genommen, bloß weil sich die Hormone verändern?

Und das Schlimmste, warum bekomme ich auf einmal einen Bauch wie eine Schwangere? Nach den Schwangerschaften ging der wenigstens zügig wieder weg, aber jetzt? Na gut, ich habe immer auf meine Ernährung achten müssen, um schlank zu sein. Und wenn ich Phasen hatte, in denen ich zugenommen habe, geschah das am ganzen Körper, so dass das Endergebnis nicht so schlimm war. Warum jetzt ausgerechnet der Bauch?

Mein Mann hat mich in dieser Zeit gern lächelnd gefragt: „Na Schatz, findest du es immer noch so schön eine Frau und kein Mann zu sein?“ Ja, habe ich dann gesagt und mich insgeheim gefragt, ob ich wirklich meine, was ich da sage.

Aber eines haben diese kleinen Seitenhiebe bei mir ausgelöst. Ich habe mich gefragt, warum ist das so? Warum wirken sich die Wechseljahre bei Männern nicht so heftig aus, wie bei uns Frauen. Und damit kam die Frage, was passiert da eigentlich im Körper, warum passiert es und kann ich etwas tun, um die Wechseljahresbeschwerden zu lindern?

Fakt ist, dass nicht jede Frau körperliche oder psychische Beschwerden während der Wechseljahre bekommt oder zumindest nicht so intensiv, wie andere. Aber die Frauen, die Beschwerden bekommen, leiden darunter. In einigen Fällen ist es empfehlenswert, sich medizinische Hilfe zu suchen, in den meisten Fällen reicht es jedoch, sich den neuen Bedingungen anzupassen. Und um diese Fälle geht es in meinem Buch. Aber bisher wurde die Frage, warum es zu dieser hormonellen Veränderung kommt, noch nicht beantwortet.

Eine Frau durchlebt 5 Lebensphasen, hinter denen sich, wie in der Tierwelt, nur ein natürlicher Sinn verbirgt.

> ***„In der Natur ist nichts umsonst.“***
> (Bernhard Hoecker)

Die Erhaltung der Gattung Mensch! Sowohl Männer als auch Frauen sind im Sinne der Natur nur dazu da, um uns zu vermehren und somit die Art zu erhalten. Dass der Mensch seinem Leben zudem noch einen Sinn geben kann, ist etwas ganz Besonderes. Das haben wir der Entwicklung unseres Gehirnes zu verdanken.

Die 5 Lebensphasen der Frau sind:

1. ***Pubertät:*** Mit ca. 14 Jahren beginnt die fruchtbare Phase.
2. ***Mutterschaft:*** Das Alter 21 - 30 Jahre birgt die beste Chance, Mutter zu werden.
3. ***Wechseljahre:*** Im Schnitt beginnen diese mit Mitte 40 und enden mit Mitte 50 *(Ausnahmen bestätigen die Regel, ich bin so eine Ausnahme)*
4. ***Alter:*** Biologisch ab Ende des 50. Lebensjahres

Jede Phase benötigt andere biologische Stoffwechselprozesse, an denen Hormone beteiligt sind. Bis heute sind ca. 100 Hormone bekannt, wobei man davon ausgeht, dass es bis zu 1000 verschiedene Hormone gibt, die das Funktionieren unseres Stoffwechsels bestimmen.

In diesem Buch betrachten wir jedoch nur 3 davon, Testosteron, Progesteron und Östrogen. Diese 3 sind Hauptverursacher deiner Beschwerden.

Zusammenfassung:

Hier kommt eine, dich für alles tröstende, Aussage: „Du bist in der natürlichen Evolution etwas ganz Besonderes."

Kaum ein weibliches Lebewesen schafft es, noch lange nach der fruchtbaren Phase am Leben zu bleiben. In der Natur ist im Allgemeinen vorgesehen, dass die Weibchen, wenn sie den fortpflanzungsfähigen Lebensabschnitt durchschritten haben, sterben.

Im Laufe der evolutionären Entwicklung der Menschen ist uns die Möglichkeit gegeben worden, Erfahrungen zu machen und diese auch weiterzugeben. Junge Frauen konzentrierten sich auf die Fortpflanzung *(Arterhaltung)* und die älteren Frauen auf die Weitergabe von Erfahrungen *(Oma sein, ist echt entspannt)*. Die allgemeine Lebenserwartung der Menschen ist erst mit der Entwicklung von Medizin und Technik so signifikant gestiegen, dass wir Frauen den Zeitraum bewusst erleben, der eigentlich bereits dem körperlichen Verfall zugedacht war.

Vielleicht tröstet dich der Gedanke, dass du noch dein halbes Leben vor dir hast und die Wechseljahresbeschwerden nur einen begrenzten Zeitraum davon einnehmen.

1.2 Was passiert während der Wechseljahre in unserem Körper?

Auch wenn eine Gewichtszunahme, starkes Schwitzen, Herzrasen, Schlaflosigkeit, Energielosigkeit oder Stimmungsschwankungen während der Wechseljahre nicht nur mit der hormonellen Umstellung zu tun haben, wollen wir diese 3 speziellen Hormone zu Beginn näher betrachten.

Testosteron ist bekannt als das Sexualhormon bei Männern. Das Hormon steuert die Mannwerdung, die Potenz und das Muskelwachstum. Aber auch wir Frauen produzieren Testosteron. In wesentlich geringerem Maße, aber auch bei uns Frauen ist Testosteron für die typisch weiblichen Formen, die Sexualität und für eine schöne straffe Haut verantwortlich. In jungen Jahren produzieren wir Testosteron, Progesteron und Östrogen etwa im gleichen Verhältnis. Fallen in der Peri- und Postmenopause das Östrogen und das Progesteron stark ab, verschiebt sich das Verhältnis zu Gunsten von Testosteron. Und da haben wir den Übeltäter. Testosteron sorgt für eine Veränderung der Fetteinlagerung. Während die Fettdepots am Gesäß, der Hüfte und der Taille abnehmen, wachsen sie im Bauchbereich. Das führt zum sogenannten Altersbau, unter dem viele Frauen leiden und verzweifelt darum kämpfen, diesen wieder loszuwerden. Fällt der Testosteronspiegel in der Peri- und Postmenopause weiter ab, kommt es zu sexueller Unlust, dünner werdendem Haar, Energielosigkeit und depressiven Verstimmungen.

Progesteron ist ein Gelbkörperhormon, welches in Zusammenhang mit den Östrogenen die Fruchtbarkeit der Frau steuert. Dazu gehören die Befruchtung der Eizelle, der Eitransport, die Vorbereitung der Gebärmutterschleimhaut zur Einnistung des Eis und die Fähigkeit, das Kind auszutragen. Während das Progesteron in der Prämenopause bereits absinkt, bleibt das Östrogen noch stabil. Es kommt zu einer Östrogendominanz, wodurch die ersten Wechseljahresbeschwerden sichtbar werden. Probleme durch Progesteron Mangel können sein: Spannungsschmerz in den Brüsten, Reizbarkeit und depressive Verstimmungen, Gewichtszunahme durch Wassereinlagerung, Menstruationsschmerzen, Schlaflosigkeit und Konzentrationsschwächen.

Östrogen ist das letzte der drei Hormone, die während der Wechseljahre absinken und das in erheblichem Maße (bis zu 60%). Daher erklärt sich auch, dass man während der Wechseljahre am häufigsten über Östrogenabfall bedingte Beschwerden hört oder liest. Östrogen ist ebenfalls ein Sexualhormon und wird hauptsächlich in den Eierstöcken produziert. Wenn der Ei-Vorrat zur Neige geht, sinkt damit die Produktion des Hormons Östrogen. Die durch den Östrogenmangel hervorgerufenen Beschwerden empfinde ich als die am unangenehmsten. Dazu gehören: Hitzewallungen und Schweißausbrüche, Herzrasen und Rastlosigkeit, Stimmungsschwankungen und Angstzustände, Entzündungen der Harnwege und der Blase, Scheidentrockenheit, Inkontinenz, Kreislaufbeschwerden und Kopfschmerzen.

Hormonelle Veränderungen in den drei Phasen der Wechseljahre

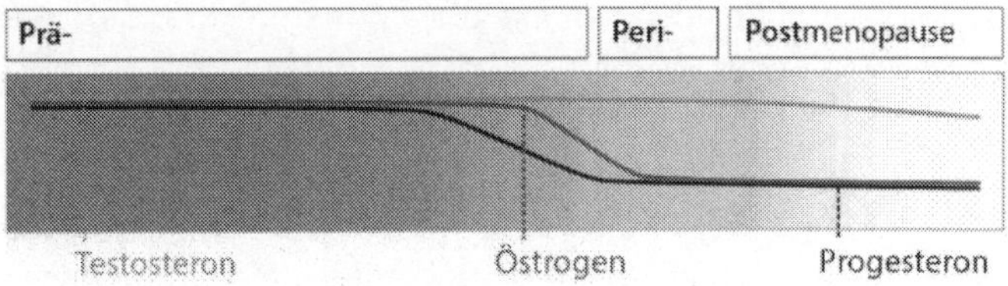

Quelle: Berufsverband der Frauenärzte e.V. / Frauenärzte im Netzt (www.frauenaerzte-im-netz.de)

1.3 Mindset und Wechseljahre

Wie sagte meine Mutter immer so schön: „Altwerden ist nichts für Weicheier." Und da ist wohl auch einiges dran. Und trotzdem liegt es an dir, deiner Einstellung zu dir und deinem Körper, wie sehr die Wechseljahre dein Leben beeinflussen.

Ich möchte dir das einmal an einem Beispiel aufzeigen. Sicherlich kennst du folgende Situationen. Du möchtest schwanger werden und du siehst auf einmal überall dicke Bäuche und Kinderwägen. Du liebäugelst mit einem neuen Auto, einer ganz bestimmten Marke und auf einmal begegnet dir im Straßenverkehr ständig dieser Autotyp. Oder du hast eine Freundin, Bekannte oder Klassenkameradin lange nicht gesehen und denkst darüber nach, was aus ihr geworden ist und auf einmal läuft sie dir über den Weg. Die Auflistung von Beispielen könnten wir unendlich fortsetzen. Was passiert aber in solchen Momenten?

Du fokussierst dich auf eine Sache und dein Unterbewusstsein erkennt diese als wichtig für dich und hilft dir dabei, visuelle Signale zu empfangen. Ich erkläre das immer so. Unser Gehirn wird in jeder Minute unseres

Lebens mit Tausenden von Informationen bombardiert. Wenn alle Informationen durch- oder eingelassen werden würden, würden wir verrückt werden. Also schützt sich unser Gehirn mit, sagen wir, einem Nudelsieb. So einem halbrunden Ding mit vielen Löchern darin. Stell dir vor, dieses unsichtbare Sieb hast du auf deinem Kopf und durch die Löcher werden nur bestimmte Teile der auf dich einstürmenden Informationen durchgelassen.

Das Phänomen ist, dass du mit deiner Aufmerksamkeit steuern kannst, welche Informationen durchgelassen werden.

Und jetzt kommen wir zurück zu eingangs genannter Einstellung. Du kannst dich entscheiden, wie du es haben willst. In den sozialen Medien findest du unglaublich viele Gruppen, in denen sich Frauen zusammenschließen, um in einen Erfahrungsaustausch zum Thema Wechseljahre zu treten. Ich bin einigen beigetreten, um in einen Austausch mit Frauen meines Alters zu treten. Was mir aufgefallen ist, ist, dass in vielen Gruppen das Problem fokussiert wird. Ich habe häufiger erlebt, dass sich Frauen in ihren Problemen versuchen zu übertreffen, als dass sie sich gegenseitig Mut machen. Durch das „Nudelsieb" werden jetzt Probleme statt Lösungen, Frust statt Visionen als Interesse wahrgenommen. Mit dem Ergebnis, dass man nun auch noch Probleme hat, die man vorher gar nicht bemerkt hatte.

Ich musste eine ganze Weile darüber nachdenken, wie ich damit umgehe. Natürlich weiß ich, dass es viel größere Herausforderungen gibt, als die meinen. Aber will ich diese auch noch haben? Nein, sicher nicht.

Was will ich damit eigentlich sagen? Du kannst dich entscheiden, ob du deine Zeit damit verbringst, über die

Wechseljahre und die damit verbundenen Herausforderungen zu klagen oder ob du deinen Fokus auf die Dinge lenkst, die dir als neue Chancen geboten werden.

Der erste Schritt für mich war, Frieden zu schließen mit dem Älterwerden. Ich habe mich damit beschäftigt, welch ein Wunderwerk unser Körper doch ist und wie schlau die Natur jede Lebensphase durchgeplant hat. Ich habe mir gesagt, dass ich doch dankbar sein kann, die körperlichen Veränderungen mitzuerleben. Noch vor einigen hundert Jahren starben die Frauen, bevor sie in die Wechseljahre kamen. Heute beginnt mit den Wechseljahren ein spannender neuer Lebensabschnitt, der fast noch einmal genauso lang sein kann, wie der erste.

In meinen Kursen erlebe ich viele Frauen, die mit sich und ihrem Leben hadern. Und ja, es verändert sich auch sehr viel. Die Kinder werden selbstständiger oder haben das Haus verlassen. Auf einmal wird ein Zeitfenster frei, welches es sinnvoll zu füllen gilt. Vielen Frauen fällt gerade jetzt auf, dass sie zu wenig auf ihre Bedürfnisse geachtet und sich immer nur um andere gekümmert haben. Ich erlebe oft, dass es auf diese Erkenntnis zwei Reaktionen gibt. Eine Reaktion ist dynamisch und lässt die Frau nach vorne schauen. Sie plant ihr Leben neu, sie sucht nach neuen beruflichen Herausforderungen, sie blüht auf in neuen Hobbys und sie legt ihre Leidenschaft in eine bestehende oder neue Partnerschaft. Sie richtet ihr Nudelsieb auf positive Einflüsse aus. Ihr Motto ist:

„Das kann doch noch nicht alles gewesen sein."

Die andere Reaktion ist statisch. Angst und Unzufriedenheit machen sich breit. Ihnen wird bewusst, was sie alles noch nicht er- oder gelebt haben, es wird ihnen bewusst, dass sie vielleicht beruflich unzufrieden sind, aber keine Lösung sehen. Oder sie stellen fest, dass ihre Partnerschaft keine bereichernde mehr ist. Diese Frauen haben ihren Lebenssinn verloren. Es sind auch die Frauen, die am häufigsten unter der Abnabelung der Kinder leiden und nicht loslassen können. Es sind auch die Frauen, die am meisten unter einer Gewichtszunahme und Energielosigkeit leiden, denn der ganze Körper steht unter emotionalem Stress. *(Was Stress mit Gewichtszunahme zu tun hat, erfährst du etwas weiter hinten im Buch.)*

Zu welcher Gruppe gehörst du? Ich gebe zu, ich habe beide Reaktionen durchlaufen. Es gab eine Zeit, da fehlte auch mir die Vision von der Zukunft und auch bei mir hat sich das in Niedergeschlagenheit und Energielosigkeit geäußert. Ich habe fast 20 kg Gewicht zugelegt und habe mich in meinen körperlichen und emotionalen Herausforderungen gesuhlt. Ich habe heute noch ein schlechtes Gewissen, was ich damit meinem wunderbaren Mann zugemutet habe.

Nachdem ich mich eines nachts wieder heimlich und leise durch die Dunkelheit geheult hatte und die Flasche Wein auch nicht half, habe ich einen Entschluss gefasst. Es musste Schluss sein mit dem Selbstmitleid, mit dem Verharren in der selbstgewählten Opferrolle.

Ich habe mich gefragt, wie wollte ich es schon immer haben und wie will ich es haben? Wie soll mein Leben ab heute aussehen?

Wenn du vor der gleichen oder einer ähnlichen Herausforderung stehst, versuche doch einmal Folgendes.

Nimm dir ein weißes Blatt Papier und teile es in eine linke und eine rechte Spalte.

Linke Spalte: *„Wie will ich ab heute leben?“*

Rechte Spalte: *„Wie will ich ab heute nicht mehr leben?“*

Nachdem du beide Hälften ausgefüllt hast, unterstreichst du grün, was du sofort beginnen oder beenden kannst und willst. Bitte trenne dich nicht gleich von einem Beruf oder deinem Partner / deiner Partnerin. Insbesondere bei Beruf und Partnerschaft gibt es tolle Wege, diese positiv zu beeinflussen. Das nennt sich stressfreie Kommunikation, ein großes Kapitel in meinen Kursen. Zur stressfreien Kommunikation in der Partnerschaft, findest du auch ein Video im Bonusteil. Zum Beispiel kannst du dich sofort gesünder ernähren, abnehmen, dich mehr oder anders bewegen, anders mit und über dich sprechen oder dich mit positiven Dingen beschäftigen *(dazu gehört auch Sozialhygiene).*

Gelb unterstreichst du die Dinge, die etwas Zeit oder Planung brauchen und vielleicht auch die Dinge, die du nicht alleine entscheiden willst oder kannst. Hierzu gehört eventuell ein Wohnortwechsel, eine berufliche Veränderung, eine Umschulung oder Weiterbildung, ein neues Hobby oder einen Partner / eine Partnerin suchen.

Mit rot werden dann die Dinge unterstrichen, die du dir immer erträumt hast, die aber im Moment keine Priorität haben oder du schlichtweg nicht weißt, wie du sie umsetzen kannst. Hierzu gehört zum Beispiel eine Weltreise, ein Projekt wie Auswandern oder sich selbstständig machen.

„Wie willst du es haben?“

Diese Liste wird deine persönliche Bibel. Fühlst du dich schlecht oder mutlos, zieh sie zu Rate. Bist du ein visueller Typ, wie fast alle Frauen, gestalte dir ein Vision Board und hänge es dahin, wo du ständig vorbeimusst.

An dieser Stelle hat mein Mann immer gesagt, kleben und basteln ist etwas für den Kindergarten. Aber wenn es hilft, bin ich gern wieder im Kindergarten. Und mir hat es geholfen. Heute ist es gerade mein Mann, der mich zu meinem Vision Board führt, wenn ich mal wieder einen kleinen Hänger habe. Bist du nicht der visuelle Typ oder kannst dich mit einer Collage noch nicht anfreunden, dann führe deine Liste immer bei dir und schau sie dir an, wenn du mal nicht weiterweißt. Schau dir Sendungen an, die dich positiv inspirieren und lenke dein Gehirnsieb dorthin, wo du deine Inspirationen und Unterstützung findest. Du wirst feststellen, dass es dir nicht nur emotional besser geht, sondern dass du auch deine Wechseljahresbeschwerden weniger spürst und, Trommelwirbel, das du auf einmal ohne Diät und Hungern Gewicht verlierst. Das nennt sich Resilienz – Diät und auch darauf gehe ich im Späteren noch einmal genauer ein.

Zusammenfassung:

Älter wirst du, ob du es willst oder nicht. In die Wechseljahre, mit deren unterschiedlichen Herausforderungen kommst du, ob du es willst oder nicht.

Aber worauf fokussierst du dich? Lenke deine Gedanken auf die Zukunft. Visualisiere das, was dein Leben bereichert oder was dein Leben noch bereichern soll.

Suche dir ein Umfeld, indem man genauso positiv und visionär mit der Zukunft umgeht wie du. Es kann auch gut sein, dass du erst ein Stück vorweg gehen musst, um den anderen bewusst zu machen, dass es auch einen anderen Weg gibt, um mit den Wechseljahren umzugehen.

Freue dich auf deine zweite Lebenshälfte und schmiede Pläne, was du noch erleben und gestalten willst. Das Leben ist so, wie du es dir machst. Zumindest kannst du mit dieser Einstellung auch mit Lebensumständen, die du nicht beeinflussen kannst, besser umgehen.

Die Beschwerden, die sich mit den Wechseljahren durch hormonelle Veränderungen, aber auch durch den ganz normalen Alterungsprozess bemerkbar machen, sind bei jeder Frau verschieden. Ich weiß und höre es auch immer wieder, dass es Herausforderungen gibt, die ich glücklicherweise nicht erleben musste. Mein Mitgefühl gilt allen Frauen, die ohne medizinische Hilfe nicht auskommen.

Aber es ist völlig normal, dass du deine Beschwerden als die schlimmsten empfindest, die es gibt. Das war bei mir nicht anders, denn der Mittelpunkt bist ja du.

Da mir für bestimmte Beschwerden schlichtweg die medizinische Kompetenz fehlt, gehe ich im nun folgenden Kapitel nur auf die ein, die am häufigsten kommuniziert werden und für die ich dir leichte Lösungen anbieten kann. Mir haben sie geholfen.

Kapitel 2: Wechseljahresbeschwerden lindern

2.1 Schlaflosigkeit und Erschöpfung

2.2 Schweißausbrüche und Herzrasen

2.3 Innere Unruhe und depressive Verstimmungen

2.4 Gewichtszunahme und Sonderfall Altersbauch

Im anschließenden Kapitel schauen wir uns dann genauer an, was alles den Bauch nährt. Und das ist nicht nur eine falsche Ernährung

Kapitel 2:

Wechseljahresbeschwerden lindern

oder

„Warum werde ich denn schon wieder rot, bekomme Herzklopfen und schweißnasse Hände? Ich bin doch gar nicht verliebt.“

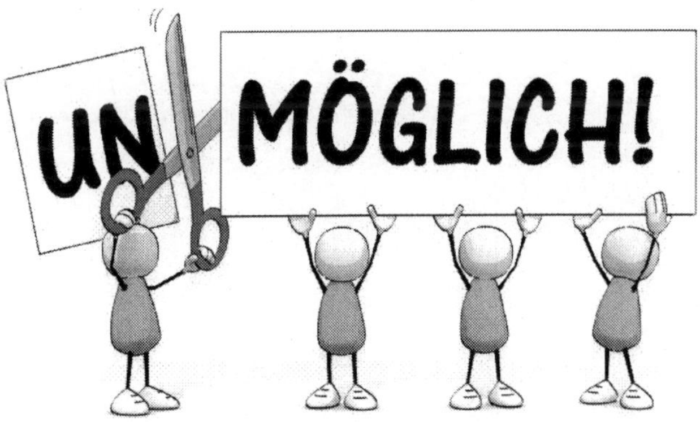

Bevor ich dir einige Tipps gebe, wie du deinen Alltag mit Wechseljahresherausforderungen erträglicher machen kannst, ist es mir wichtig zu erwähnen, dass es Beschwerden gibt, die mit einem Arzt abgeklärt werden sollten. Ich bin kein Freund von unnötigen Medikamenten aber, Infektionen der Harnwege, Blasen- und Nierenentzündungen, Vaginalinfektionen und insbesondere auch länger anhaltende psychische Beschwerden sollten von einem Fachmann /-frau behandelt werden. Es gibt auch einige natürliche Hormonersatztherapien, die mit einem Arzt besprochen werden können. Aber auch hier darf man keine Wunder erwarten. In meinem Ratgeber möchte ich dir vielmehr einfache Möglichkeiten aufzeigen, wie du mit den häufigsten, den Alltag beschwerenden, Herausforderungen umgehen kannst.

2.1 Schlaflosigkeit und Erschöpfung

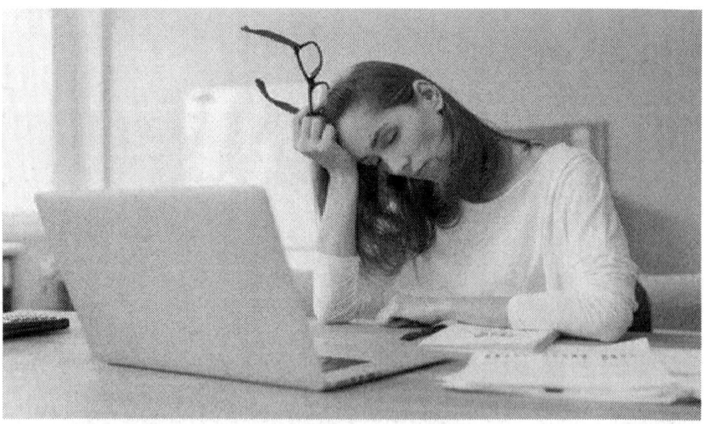

„Atemlos durch die Nacht, bis ein neuer Tag erwacht…", sang vor einigen Jahren Helene Fischer und ließ uns von der Liebe und vom Verrücktsein träumen. Wer aber schon mal eine ungewollt schlaflose Nacht durchwacht hat, weiß, dass das alles andere als schön ist. Unabhängig von den körperlichen Beeinträchtigungen verarbeiten wir in der Nacht Eindrücke des Tages. Probleme, die wir am Tage als unschön, aber beherrschbar erleben, werden in der Nacht zu unlösbaren, schwerwiegenden Monstrositäten. Eine unerwartete und nicht eingeplante Rechnung wird in der Nacht zu einer Vision vom Leben unter der Brücke, eine Diskussion mit dem Chef / der Chefin wird in der Nacht zu einem Besuch auf dem Arbeitsamt oder ähnliches. Wenn das einmal passiert, können wir damit umgehen, kommt es aber regelmäßig zu schlaflosen Nächten, hat das physische und psychische Folgen.

„Was wir am Tage vorgenommen, pflegt uns im Schlafe vorzukommen.“
-unbekannt

Was aber stört denn nun den erholsamen Schlaf? Zuerst einmal muss erwähnt werden, dass Ein- und Durchschlafstörungen nicht nur etwas mit den hormonellen Umstellungen zu tun haben, sondern auch mit dem Älterwerden im Allgemeinen. Das betrifft Männer wie Frauen. Mit zunehmendem Alter nimmt die Melatonin Produktion generell ab. Melatonin regelt den Wach-Schlaf-Rhythmus. Am Tage, in der Wachphase ist der natürliche Melatonin Gehalt ca. drei- bis zwölfmal niedriger als in der Nacht. Wenn also die Melatonin Ausschüttung altersbedingt sinkt, führt das zu Ein- und Durchschlafproblemen.

Altersbedingt gibt es aber auch noch andere Dinge, die einen erholsamen Schlaf stören. Ängste oder Depressionen, Streitigkeiten, chronische Erkrankungen, Rückenschmerzen, Medikamente, zu spätes und zu schweres Essen und Alkohol stören den ohnehin schon schlechteren Schlaf enorm.

Wenn dann in den Wechseljahren der Östrogen- und der Progesteronspiegel drastisch sinken, ist dann die Spitze des Eisberges erreicht. In etwa 70% der Frauen bestätigen, dass Schlafprobleme zu den ersten Anzeichen der Wechseljahre gehörten. Östrogen und Progesteron steuern nicht nur die Sexualfunktionen der Frau, sondern haben auch eine stimmungsaufhellende *(Östrogen)* und beruhigende *(Progesteron)* Wirkung. Diese beiden positiven Schlaf Stimulantien fehlen jetzt. Eine gute Nachricht gilt es aber unbedingt zu erwähnen, in der Peri- und vor allem Postmenopause beruhigt sich das Ganze wieder. Du findest wieder zu mehr Ruhe und zu einem verbesserten Schlaf.

Was aber kannst du tun, um deinen derzeitigen Schlaf zu verbessern?

Das Schlafzimmer:

1. Sorge vor dem zu Bett gehen für ein gut durchlüftetes und angenehm temperiertes Zimmer *(ca. 14°-18°)*.
2. Wenn möglich sollte sich das Schlafzimmer in der ruhigsten Ecke der Wohnung befinden.
3. Sorge dafür, dass ein Lichteinfall von außen durch Vorhänge oder Jalousien vermieden wird.
4. Verbanne technische Geräte wie Fernseher, Funkradio oder Funkwecker und dein Handy aus der Schlafstube. Die blaue Strahlung und die dadurch entstehenden Lichtquellen stören den Schlaf.
5. Ein Säckchen mit getrocknetem Lavendel auf dem Nachttisch wirkt beruhigend.

Die Ernährung:

1. Du solltest mindestens 3 Stunden vor dem zu Bett gehen nichts mehr essen.

1. Je leichter verdaulich deine letzte Mahlzeit war, desto besser schläfst du. Gut eignen sich Gerichte aus gedünstetem Gemüse, Obst oder magerem Fleisch. Iss nur so viel, bis das Sättigungsgefühl einsetzt. *(Auf Essgewohnheiten komme ich im Weiteren noch einmal zurück.)* Eiweiß zum Abend unterstützt einen ruhigen Schlaf.

2. Vermeide Alkohol oder koffeinhaltige Getränke. Alkohol macht müde, sagt man, aber durch den körperlichen Entgiftungsprozess kommt es während des Schlafens zu Herzklopfen und einer Enge in der Brust, die dich aufwachen lässt. Und bist du erst einmal wach, bleibst du es in der Regel auch. *(Zum Thema Gewichtszunahme und Alkohol komme ich noch.)*

Die Gewohnheiten:

1. Rituale helfen dabei, einen normalen Schlafrhythmus zu finden. Stimme deinen Körper mit immer wieder den gleichen Tätigkeiten auf das kommende zu Bett gehen ein. Trink z.B. noch eine Tasse Tee. Hier eignen sich besonders Mischungen aus Baldrian, Hopfen, Johanniskraut, Kamille, Lavendel, Melisse und Passionsblume.

2. Muss es immer der Krimi sein? Vermeide aufregende oder aufwühlende Filme oder Bücher. *(Fiel mir als Krimi Tante besonders schwer.)* Dazu gehören auch die Nachrichten. Denk daran, ne-

gative Informationen oder Gedanken werden in der Nacht zu Monstern. Lies doch lieber etwas zum Schmunzeln oder schau dir einen seichten Liebesfilm aus den 50ern an. Da gab es immer einen Millionär und gearbeitet hat eigentlich nie jemand. Oder mach es wie Muschi und Bärchen in der Serie „Mord mit Aussicht". Schau dir eine Tierreportage an, lass aber die riesige Schüssel Chips weg.

3. Was mir bis heute gut hilft, ist das Ritual, sich kurz vor dem zu Bett gehen an die schönen Dinge des Tages zu erinnern. Ich habe dafür ein schönes Buch, in das ich jeden Abend 5 Dinge eintrage, über die ich mich gefreut habe oder die mir gut gelungen sind. Am Anfang ist es mir regelrecht schwergefallen, 5 positive Dinge zu finden, da man sich meistens daran festhält, was nicht gut gewesen ist. Das Aufschreiben positiver Gedanken bewirkt, dass das das letzte ist, womit du dein Gehirn fütterst. Es ist also auch das letzte, womit es sich in der Nacht beschäftigen muss.

4. Zum Thema Hitzewallungen und Schlaflosigkeit kommen wir im nächsten Kapitel. *Schlaf gut.*

2.2 Schweißausbrüche und Herzrasen

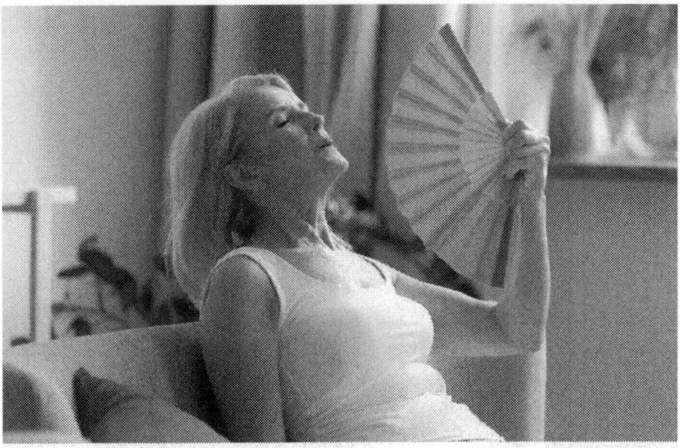

Bei diesem Thema komme ich gleich wieder ins Schwitzen. Tatsächlich empfand ich die unangekündigten und willkürlich auftretenden Hitzewallungen und Schweißausbrüche als am unangenehmsten.

Gerade eben habe ich eine kleine Pause vom Schreiben gemacht, habe mir einen Pullover drübergezogen und bin spazieren gegangen. Das wäre noch vor einem Jahr so nicht möglich gewesen. Beim bloßen Gedanken an Wolle hätte ich Herzrasen und Schweißausbrüche bekommen. Hier merkt man auch wieder, dass es zwar wissenschaftliche Erklärungen für die Schweißausbrüche gibt und dass das Material, aus dem die Kleidung besteht, eine Rolle spielt, der Kopf aber eine ganz eigene Macht ausübt. Wenn ich schon beim Gedanken an Wolle anfange zu schwitzen, ist das eine selbsterfüllte Prophezeiung.

Ich kann mich auch noch genau daran erinnern, wann es bei mir begann. Zu der Zeit habe ich noch als Honorardozentin für Ernährung und Gewichtsreduktion gearbeitet. Ich stehe vor der Gruppe aus ca. 20 Männern und Frauen und mit einem Mal ging es los, ich spürte einen leichten Druck im Kopf, dann zogen Hitzewellen über den Körper und mein Gesicht lief puterrot an. Ich weiß noch, dass mir durch den Kopf geschossen ist, dass es bestimmt so aussieht, als ob ich gerade lüge oder als ob ich mir unsicher bin. Das erste Mal hat mich besonders beeindruckt, weil ich mich bis dahin noch nicht mit den Wechseljahren beschäftigt hatte und ich echt überrascht über die körperliche Reaktion war. Ab diesem Zeitpunkt bekam ich einen neuen besten Freund, den Fächer. Und meine Kursteilnehmer und -Teilnehmerinnen teilten mit mir ihren Ventilator und ihr Mitgefühl.

Das Ganze steigerte sich dann in der Art, dass ich mich zwei- bis dreimal am Tag umziehen durfte, weil meine Kleidung durchgeschwitzt war. Aber was erzähle ich dir, du kennst das mit Sicherheit selber und könntest eigene Kapitel mit deinen Geschichten füllen.

Auch hier wieder, was treibt eigentlich den Schweiß aus den Poren? Weißt du was, bis heute ist das nicht eindeutig geklärt. Obwohl jedes Jahr Millionen von Frauen in die Wechseljahre kommen. Aber es gibt einige Vermutungen. So wird vermutet, dass der absinkende Östrogenspiegel zur vermehrten Ausschüttung des Stresshormons Adrenalin führt, was wiederum eine Fehlregulation der Körpertemperatur zur Folge hat. Kommt es zu einer Hitzewallung, hat das im Gehirn für die Thermogenese zuständige Areal die Körpertemperatur fehlgedeutet. Daraufhin weiten sich schlagartig die Blutgefäße, die äußeren Körperregionen werden stärker durchblutet, die Körpertemperatur steigt und es kommt zum Schweißausbruch. So ein Hitzeschub kann nur Sekunden, aber auch Minuten dauern. Oft werden diese Hitzewallungen von Herzklopfen oder Herzrasen begleitet, was eine völlig normale Reaktion des Kreislaufes ist, sich aber je nach Intensität, echt beängstigend anfühlen kann.

Wie lang und wie intensiv die Hitzewallungen ausfallen, ist bei jeder Frau verschieden. Aber die Häufigkeit und die Intensität nehmen nach 1-2 Jahren, wenn die Hormonschwankungen abklingen, ab. Bis dahin kannst du aber einiges tun, um für Erleichterung zu sorgen.

Wie kannst du dir Erleichterung verschaffen?

Die mentale Einstellung:

1. Ich durfte bei mir selber feststellen, dass gerade die Einstellung zu den Wechseljahren eine große Rolle spielt. Vielleicht konntest du auch schon feststellen, dass allein der Gedanke an einen Schweißausbruch dazu führt, dass es losgeht. Immer wenn ich dachte: „Jetzt bloß nicht erröten, kein Herzklopfen bitte oder gar eine Hitzewallung." Konnte ich darauf warten. Das hängt mit dem emotionalen Stress zusammen, in den du dich begibst.

2. Vermeide Aufregung und halte dich an eine großzügige Zeitplanung. Nimm dir vor Besprechungen oder Terminen ein wenig mehr Zeit, um dich innerlich in Ruhe darauf einzustellen. Das senkt die Aufregung, den damit verbundenen Stress und minimiert die Gefahr von aufsteigender Hitze.

3. Versuche, nicht zu verbergen, dass du gerade von Herzrasen oder Hitzewallungen geplagt wirst. Die Wechseljahre sind keine Krankheit, sondern ein völlig normaler Prozess im Leben einer Frau. Spürst du die Symptome kommen, halte kurz

inne und atme entspannt und ruhig. Nimm dir die wenigen Sekunden Zeit für dich.

4. Mach einen großen Bogen um psychisch belastende Situationen. Auch hier greift eine Sozialhygiene. Heule nicht mit den anderen Wölfinnen, sondern sei ein Beispiel für das Annehmen einer neuen Situation.

5. Bei Hitzewellen in der Nacht ist es besonders wichtig, ruhig und entspannt zu bleiben, da du dich ansonsten um deinen Schlaf bringst. Erregung hält wach.

Die Kleidung:

1. Du kannst mit der richtigen Kleidung viel erreichen. Ich habe den Zwiebellook bevorzugt. Nach der Hitze kommt die Kälte, insbesondere durch nasse Kleidung. Habe immer ein bis zwei T-Shirts oder Blusen dabei, so dass du dich im Bedarfsfall schnell umziehen kannst. Eine leichte Jacke hilft dir, wenn du frierst.

2. Auch das Material ist entscheidend. Ich habe glatte und kühle Stoffe geliebt, die aber in der Regel nicht so gut den Schweiß absorbieren. Leichte Baumwollstoffe, Leinen oder Seide sind sehr angenehm und können den Schweiß aufnehmen.

3. Leider treten die Schweißausbrüche auch in der Nacht auf und führen oft dazu, dass du aufwachst und wach liegst. Wähle auch deine Nacht- und Bettwäsche so, dass sie gut Feuchtigkeit absorbieren kann. Statt einer dicken Decke kannst du zu zwei leichten Decken greifen, dann lassen sich

die Hitze – Kältewellen besser ertragen. Unter mein Laken habe ich zu den heftigsten Zeiten ein großes Handtuch gelegt, dadurch wird der Topper oder die Matratze nicht in Mitleidenschaft gezogen.

4. Sorge für ein gutes Raumklima (14°-18°)
5. Lege dir einen schicken Fächer zu. Der hilft wirklich über das Gröbste hinweg.

Die Ernährung und Bewegung:

1. Du merkst schon. Fast alle Herausforderungen lassen sich durch eine geeignete Ernährung und Bewegung steuern. Allein Übergewicht wirkt sich erschwerend auf den entspannten Umgang mit den Wechseljahren aus.
2. Willst du weniger schwitzen vermeide heiße oder scharfe Speisen. Würze viel mehr mit frischen Kräutern. Aber auch kalte Speisen, wie kalte Getränke oder Eis können schweißtreibend wirken. Am besten für den Körper sind zimmerwarme Getränke und Speisen.
3. Koffein und Alkohol regen von Haus aus den Kreislauf und den Stoffwechsel an. Vorsicht also bei den Mengen und den Genusszeiten. Alkohol vor dem zu Bett gehen sorgt für Schweißausbrüche und einen unruhigen Schlaf in der Nacht.
4. Leicht verdauliche Speisen und kleine Portionen verhindern ebenfalls unnötige Schweißausbrüche.
5. Regelmäßige Bewegung und Sport waren bei mir tatsächlich der beste Hebel, um gut durch die

schweißtreibenden Wechseljahre zu kommen. Mit Sport kannst du nicht nur dein Gewicht regulieren, du reduzierst auch das anwachsende Risiko, an Osteoporose zu erkranken. Mit dem Trainieren deines Herz- Kreislaufsystems kommt dein Körper besser mit den Temperaturschwankungen klar. Du musst nicht ins Fitnesscenter, wenn du es nicht willst. Ausgiebige Spaziergänge, Radfahren, Walken oder Schwimmen sind ideale Bewegungsarten. Auf das Thema Muskulaturerhalt komme ich noch einmal zurück.

Was noch:

1. Rauchen schadet nicht nur der Gesundheit, sondern lässt auch den Schweiß fließen. Vielleicht ist es ja gerade jetzt an der Zeit, mit dem Rauchen aufzuhören.
2. Ausgesprochen gut wirken Fußbäder und Wechselduschen. Beginne mit warmem und ende mit kaltem Wasser. Startpunkt ist der rechte Fuß. Das ganze dreimal wechselnd und regelmäßig.
3. Moorbäder und Schlammpackungen sind ebenfalls für ihre positive Wirkung bekannt.
4. Die Naturheilkunde hat auch so einiges zu bieten. Präparate aus Salbei, Traubensilberkerze, Rotklee, Soja oder Scharfgarbe wirken lindernd bei Hitzeattacken.

Und denke immer daran, alles hat ein Ende und du hast noch das halbe Leben vor dir.

2.3 Innere Unruhe und depressive Verstimmungen

Ich glaube, jede Frau kennt das Thema Stimmungsschwankungen und das nicht erst seit den Wechseljahren. Auch schon in früheren Jahren machten sich plötzliche Veränderungen in der Stimmung wie Traurigkeit, Übellaunigkeit oder Wutausbrüche bemerkbar. Insbesondere kurz vor der eintretenden Regelblutung konnten wir das beobachten.

Bewusst ist mir das bei meiner Tochter in der Pubertät aufgefallen (Ich kann mich nicht daran erinnern, dass ich mal in der Pubertät war ☺). Es gab Tage, da kam meine wunderbare Tochter nicht mehr aus dem Heulen heraus. Ihr Vater versuchte dann immer herauszufinden, wen er dafür verantwortlich machen konnte, dass es ihr so schlecht ging. Er glaubte, dass es einen Streit, eine Zurückweisung oder ähnliches gegeben haben musste, denn so ohne Grund weint man doch nicht. Wenn er nicht weiterkam, stand er jedes Mal unglücklich vor mir und sagte: „Du bist dran, mir erzählt sie nichts." Er tat mir echt leid. Ich ging dann zu meiner Tochter und stellte ihr die Frage: „Gibt es einen Grund oder ist es ein Frauen Ding." Auf diese Frage hatten wir uns mal verständigt. Wenn es einen echten Grund gab, konnten wir sprechen, das hätte sie dann aber auch mit ihrem Vater getan, wenn es ein „Frauen Ding" war, habe ich mich nur zu ihr gesetzt und sie in den Arm genommen.

„Mein größtes Glück sagt „Mama" zu mir."
Hallo : Eltern

So sollten wir es auch in den Wechseljahren halten. Spielen die Hormone verrückt, egal zu welchem Zeitpunkt, brauchen wir Verständnis für uns selber und auch von unserem Umfeld.

Für diese Stimmungsschwankungen sind die Hormone Östrogen und das Gestade Progesteron verantwortlich. In der fruchtbaren Phase sank Östrogen immer kurz vor dem Eintreten der Periode und in den Wechseljahren sinken Östrogen und Progesteron generell.

Bevor wir dazu kommen, darauf einzugehen, was du machen kannst, um die Auswirkungen weniger zu spüren, müssen wir ein paar Unterscheidungen treffen. Was sind Stimmungsschwankungen, depressive Verstimmungen und was ist eine Depression? Hier gibt es nämlich einiges zu unterscheiden. Mit Stimmungsschwankungen und depressiven Verstimmungen lernst du umzugehen, bei einer Depression benötigst du psychologische Unterstützung.

Woran erkennst du eine Stimmungsschwankung oder eine depressive Verstimmung? Nicht alle Symptome auf einmal treffen auf dich zu und es gibt auch keine Skala, an der man ablesen kann, wie viele oder wie Ausgeprägt die einzelnen sind, zumal diese auch miteinander verschmelzen.

Auch hier erzähle ich eine kleine Situation von mir. Es gab so Tage, da wusste ich schon beim Aufwachen, dass ich den Tag nur hinter mich bringen wollte. Es war einfach alles grau, obwohl das gleiche Wetter wie tags zuvor herrschte. Ich hatte gerade ein neues Konzept für mein Coaching Programm zusammengestellt und fand es tags zuvor noch richtig gut. Ich hatte mich darauf konzentriert, welche Wünsche und Bedürfnisse von meinen Coachees gewünscht wurden. Einen Tag später fragte ich mich, wer das denn eigentlich braucht. War ich die

Richtige für dieses Thema, gibt es das nicht schon alles und vor allem der alte Glaubenssatz: „Bin ich gut genug?“, beschäftigten mich.

Welche Symptome kannst du hier erkennen? Unzufriedenheit, innere Unruhe, Ängstlichkeit, Traurigkeit und Erschöpfung. Alles Anzeichen einer Stimmungsschwankung. Weitere Anzeichen können Aggressivität, Übellaunigkeit, Gereiztheit, Nervosität und Unruhe sein. Damit hatte ich zum Glück nie zu tun. Ja, diese Symptome sind ähnlich denen einer depressiven Verstimmung und auch einer Depression.

Der Unterschied ist, wie lange hält die Verstimmung an. Während ich spätestens einen Tag später wusste, dass ich genau die Richtige bin, diese Themen zu thematisieren, es einen riesigen Bedarf an Unterstützung gibt und ich „gut genug bin“, um es auch kompetent und leidenschaftlich umzusetzen, hätte sich der Vorhang bei einer Depression nicht von alleine gehoben.

Stimmungsschwankungen kommen und gehen teilweise innerhalb von Stunden. Halten solche schweren Gemütszustände länger als 14 Tage an, sprechen Mediziner von depressiven Verstimmungen. Das heißt nicht, dass du 14 Tage in einem Stimmungstief festhängst, aber einzelne Themen kommen immer wieder, einige lassen dich vielleicht gar nicht los oder sie werden von Tag zu Tag schwerer. Bereits bei einer depressiven Verstimmung kann es empfehlenswert sein, einen Fachmann zu konsultieren, der herausfindet ob eine Therapie erforderlich ist.

Aber sowohl bei Stimmungsschwankungen oder depressiven Verstimmungen bist du in der Lage, deinen beruflichen und privaten Alltag zu bewältigen, mit Abstrichen, aber es geht.

Bei einer Depression sieht es anders aus. Bei einer Depression hebt sich der Schleier gar nicht mehr. Zu oben genannten Anzeichen kommt Hoffnungslosigkeit, Panik, Angstzustände, Antriebslosigkeit, Müdigkeit und Schlaflosigkeit, Appetitlosigkeit und einiges mehr. Ich bin dankbar, noch nie einen solchen Zustand erfahren haben zu müssen. Menschen mit Depressionen leben in einem Zustand des dauernden Selbstzweifels bis hin zu Suizid Gedanken. Hier helfen nur noch Therapien und ein aufmerksames Umfeld, welches Menschen mit Depressionen erkennt und ihnen Hilfe zuführt.

Ich bin mir sicher, dass du vielleicht unter Stimmungsschwankungen oder leicht depressiven Episoden leidest, da du sonst nicht dieses Buch lesen könntest und würdest. Während einer Depression fehlt dir jegliches Interesse an deiner Umwelt, also auch am Lesen oder Informieren.

So, nun richten wir aber mal wieder unsere Aufmerksamkeit auf positive Lösungsansätze. Wie bereits mehrfach beschrieben, gerät in den Wechseljahren das Verhältnis Östrogen, Progesteron aus dem Gleichgewicht. Östrogene sorgen zum Beispiel für Lebenslust und Vitalität und unterstützen den Serotonin- und Dopaminstoffwechsel, welche für Glücksgefühle zuständig sind. Progesteron hingegen sorgt für Entspannung und innere Ruhe. So erklärt sich von alleine, warum wir Frauen in den Wechseljahren ab und zu etwas unleidlicher sind. Wir können also gar nichts dafür ☺. Aber wir können unsere Glücksgefühle auch durch unsere Aktivitäten und Einstellungen positiv beeinflussen und darum soll es jetzt gehen.

Persönliche Einstellung:

1. Kennst du den Spruch: „Denkst es, sagst es, hast es“? Gerade wenn die Hormone wieder am Durchdrehen sind, ist es wichtig, dass du dich positiv auflädst. Bei mir hilft Musik. Ich habe mir eine gute Laune Liste auf Spotify zusammengestellt, die ich dann ganz laut höre und dabei tanze. Oder zumindest zappele. Es dauert keine 3 Titel, bis sich meine Stimmung aufhellt.

2. Was mir auch gut hilft, ist, mich aus einer Situation, die mich gerade negativ aufgeladen hat, herauszunehmen. Das passiert mir ab und an in Gesprächen mit anderen Menschen. Ich gehe mir dann einen Kaffee oder Tee kochen oder ich drehe eine Runde um den Block. Ich frage mich dann, was mich gerade aus der Bahn geworfen hat, ob es wichtig war oder vielleicht nur eine unglückliche Art der Kommunikation. Und glaub mir, meistens ist es die Kommunikation, selten das Thema. An Kommunikation kannst du aber arbeiten. Stressfreie Kommunikation würde ein eigenes Buch füllen, du bekommst aber einen Einblick im Bonusteil.

3. Wenn deine Gedanken dich in einen dunklen Raum führen wollen, sage dir innerlich „Stopp“. Du wirst es kennen, manchmal möchte man sich nur noch selber bemitleiden. Aber hilft es dir weiter? Stell dich vor einen Spiegel und sage dir laut, wenn es geht, was für eine Granate von Frau du bist, was du schon alles erreicht und geschafft hast, was du noch alles erreichen und erleben wirst. Ja, die

ersten Male ist es komisch und du wirst dir auch komisch vorkommen. Aber regelmäßig angewendete positive Affirmationen helfen dir sehr schnell aus einem Stimmungstief heraus.

4. Kennst du den Begriff Sozialhygiene? Umstrittenes Thema, aber ich versuche dir aufzuzeigen, was ich damit meine. Frauen sind aus der Geschichte und der Genetik heraus dafür geschaffen, verschiedenen Gruppen und Gruppierungen anzugehören. Innerhalb der einzelnen Gruppen haben sie sich Positionen erarbeitet und halten auch an diesen fest. Frauen ist es sehr wichtig, dazuzugehören, in der Gruppe wahrgenommen und anerkannt zu werden. Das hat nicht zuletzt auch mit Sicherheit zu tun. Jetzt passiert es aber im Leben, dass du dich selber, aber auch Gruppen sich verändern. Wenn du zum Beispiel einer Gruppe von Freundinnen angehörst, die alle im ähnlichen Alter, also alle in den Wechseljahren sind, kann es passieren, dass in dieser Gruppe die Herausforderungen der Wechseljahre zum negativen Thema werden. Das sieht man oft in nicht geführten Facebook Gruppen. Du hast jetzt zwei Möglichkeiten. Erstens du merkst, dass es dir nicht guttut und versuchst, die Gruppe darauf aufmerksam zu machen und somit den Fokus auf positive Themen zu lenken oder zweitens du ziehst dich zurück. Variante zwei spart dir viel Kraft und hat oftmals die gleiche Wirkung wie Variante eins, der Fokus dreht sich, weil man dich vermisst. Es ist nicht egoistisch, dafür zu sorgen, dass es dir gut geht. Erinnere dich an einen Flug und die Sicherheitsrichtlinien. Fallen bei einem Druckabfall die Sauerstoffmasken herunter, bist

du angehalten, erst dir eine aufzusetzen, bevor du deinem Nachbarn hilfst. Denn nur wenn es dir gut geht, kannst du für andere Menschen da sein.

Bewege dich:

1. Ich höre sehr oft, dass sich Frauen in der zweiten Lebenshälfte vor dem Thema Sport scheuen. Ich kann das auch verstehen. Es ist halt alles etwas mühsamer und die Erfolge sind auch nicht mehr die gleichen wie früher. Zum Thema, ob Sport eine stimmungsaufhellende Wirkung hat, wurden schon viele Studien erstellt. Zum Teil mit unterschiedlichen Aussagen wie zum Beispiel, welche Sportart, welche Trainingsdauer oder Intensität am besten geeignet sind. Fakt ist, dass Sport Serotonin und stimmungshebende Endorphine ausschüttet und den Cortisolspiegel senkt *(zu Cortisol erfährst du im Späteren mehr)*. Auch hier kommt es darauf an, welche Erfahrungen du machst. Ich habe mich auch durchprobiert. Ich habe festgestellt, dass es bei mir relativ egal ist, was ich mache, Hauptsache ich bewege mich. Ich wähle mein Programm nach Tagesverfassung. Nicht jeder Tag ist gleich. Wenn ich zum Beispiel morgens zum Joggen aufbreche, kann es sein, dass ich nach kurzer Zeit in ein traben oder walken verfalle, wenn meine Luft nicht mehr hergibt *(ich habe leichtes Asthma)*. Würde ich mich dazu zwingen, weiter zu joggen, hätte es den gegenteiligen Effekt, da ich frustriert oder körperlich zu sehr ausgelaugt wieder ankommen würde. Egal, was die Studien im Einzelnen sagen, ist bei allen ein Sachverhalt gleich. Optimal ist ein Training 3 x

die Woche zwischen 20 – 30 Minuten. Steigere langsam, höre auf deinen Körper und lobe dich nach jeder Einheit ausgiebig. Auch das merkt sich dein Unterbewusstsein und du wirst vielleicht keine Euphorie empfinden, aber Spaß an Bewegung finden.

Iss das Richtige:

1. Du ahnst es bereits. Auch deine Ernährung wirkt sich auf die Stimmung aus. Da wir das Thema Ernährung in den Wechseljahren gesondert beleuchten, hier nur so viel. Gemüse, Ost und hochwertige Kohlehydrate *(langkettige Kohlehydrate)* sind der Schlüssel. Es ist wissenschaftlich erwiesen, dass dein Darm das eigentliche Gehirn ist. Das heißt, es gibt eine direkte Verknüpfung zwischen deinem Darm und deinem Gehirn und somit hat er auch maßgeblich Einfluss auf deine Stimmung. Stimmungsaufheller wie Schokolade sind hingegen oft nur eingebildet. Um mit Schokolade wirkungsvoll deine Stimmung zu heben, müsstest du sie in solchen Mengen essen, dass sie dein Gewicht negativ beeinflusst. Aber der Riegel Schokolade, wenn es dich danach gelüstet *(nur nicht jede Stunde* ☺) ist völlig O.K.

2.4 Gewichtszunahme und Sonderfall Altersbauch

Eines der nervigsten Dinge in den Wechseljahren ist die unkontrollierte Gewichtszunahme und das vor allem am Bauch. Du stehst vor dem Spiegel und fragst dich, wie du es nur verpassen konntest, rechtzeitig mitzubekommen, dass du dicker wirst und das vor allem am Bauch. Ich höre oft von meinen Teilnehmerinnen: „Ich fühle mich fett, alt und unzufrieden.“ Und dann kommen oft Aussagen wie: „Aber das ist ja normal in den Wechseljahren und gegen die Hormone kann man halt nichts machen.“

Stimmt und stimmt nicht. Du darfst hier einiges unterscheiden. Es gibt eine hormonelle Verschiebung, die dazu führt, dass sich deine Körperform ändert und sich Fett am Bau, statt ringsherum einlagert. Du denkst an das zu Beginn beschriebene Testosteron. Aber nur die hormonelle Veränderung ist es halt nicht. Wer vor den Wechseljahren kein Gewichtsproblem hatte, wird auch eher selten während der Wechseljahre zunehmen. Wenn du dich zu dick fühlst, kannst du ja mal darüber nachdenken, ob du nicht auch schon früher mit deinem Gewicht zu kämpfen hattest.

Ich habe zum Beispiel bei mir feststellen dürfen, dass ich seit Kindertagen ein Gewichtsthema hatte, obwohl ich immer schlank war. Ich hatte mir durch den Leistungssport eine waschechte Essstörung zugelegt. Das heißt, ich konnte fast nie entspannt mit Essen umgehen. Ich habe unbewusst immer Mahlzeiten in Trainingseinheiten umgerechnet. Eine Ausnahme bildeten hier nur meine beiden Schwangerschaften. Da habe ich mir gesagt, dick werde ich eh, kann ich also auch essen. Das erste Mal schwanger war ich mit 21 Jahren. Nach der Entbindung war ich im Nu wieder schlank. Meine zweite Schwangerschaft hatte ich mit 32 Jahren. Ich kann dir sagen, die Kilos wieder herunter zu bekommen, war schon eine echte Herausforderung und seit dieser Zeit blieb auch immer etwas hängen, aber ich fühlte mich nie unattraktiv. Erst mit 40 Jahren und das ist ganz typisch für Frauen, ging es mit dem Gewicht nur noch nach oben.

Für diese körperlichen Veränderungen sind aber nicht die Hormone zuständig. Im Alter von 40 beginnt der Stoffwechsel sich zu verändern. Der Grundumsatz, also der Energieverbrauch den du im Ruhezustand benötigst, geht allmählich zurück. Gleichzeitig sinkt in der Regel dein Aktivitätslevel. Weniger Bewegung führt zum Abbau von Muskulatur und ein ganz wichtiger Energieverbraucher fällt aus. Somit benötigt dein Körper immer weniger Energie. Was sich dagegen eher nicht verändert, ist dein Essverhalten. Über Jahre haben wir uns bestimmte Gewohnheiten beim Essen zugelegt, wie die Häufigkeit der Mahlzeitenaufnahme, feste Zeiten beim Essen oder Vorlieben bei der Nahrungszusammenstellung. Wir haben verlernt, auf unseren Körper zu hören. Die Intuition ist uns verloren gegangen. Was intuitives Essen ist und wie du es wieder erlernen kannst, findest du in einem separaten Kapitel.

Ein viel zu selten betrachteter Punkt bei der Gewichtszunahme ist der veränderte Stress. Mit zunehmendem Alter haben wir in der Regel weniger körperlichen, dafür umso mehr emotionalen Stress. Wir machen uns Gedanken über das Altern, über die Zukunft und über die Gesundheit. Beruflich ist die Karriere oftmals auf dem Höhepunkt angekommen *(einige Berufe ausgenommen)*, die Kinder verlassen das Haus und hinterlassen eine Leere, die neu gefüllt werden will. Kindheitstraumata / Kindheitserlebnisse, die nicht aufgearbeitet und im Alltag verborgen geblieben sind, brechen ans Licht und führen zu Traurigkeit und Verunsicherung. All diese Dinge beeinflussen unsere Emotionen und Gefühle. Negative Emotionen und Gefühle, limitierende Glaubenssätze und unerfüllte Bedürfnisse sorgen für emotionalen Stress. Hier kommt das Stresshormon Cortisol zum Einsatz. Ein langanhaltend hoher Cortisolspiegel im Blut sorgt für den Aufbau von Energiereserven in Form von Fett. Was dahinter steckt, klären wir an späterer Stelle genauer.

Du siehst, nicht allein die Wechseljahre und die damit verbundenen hormonellen Veränderungen sorgen für das unbefriedigende Abbild im Spiegel, sondern die Gesamtsituation, die mit dem Lebensabschnitt einhergeht. Du gibst mir daher bestimmt Recht, wenn ich sage, dass du demnach die Gesamtsituation von Körper, Geist und Seele angehen solltest, um wieder zufrieden, erfüllt und glücklich zu sein.

Lerne dich, deinen Körper und dein Alter zu akzeptieren. Damit verbunden ist auch die Erkenntnis, dass das in den Medien und der Gesellschaft idealisierte dynamische Lebensideal oft von jungen Menschen präsentiert wird. Wir trauern der Energie dieses Lebensabschnittes nach und vergessen, welche Herausforderungen dieser auch hatte. Lebe im Hier und Jetzt und in deiner strahlenden Zukunft.

„Lerne aus der Vergangenheit, Träume von der Zukunft aber lebe im Hier und Jetzt."

www.spruch-des-tages.org

Bei dem Gedanken, was den Bauch nährt, betrachten wir in der Regel die Ernährung und die Bewegung. Dabei ist da noch viel mehr. Im nun folgenden Kapitel möchte ich dich an einen relativ neuen Gedanken heranführen. Nämlich daran, dass wir einen Körper haben, aber nicht unser Körper sind. Lass dich bewusst auf diese Herangehensweise ein und du wirst spüren, dass du mehr als nur dein Körper bist. Wenn es nur um die Ernährung und die Bewegung gehen würde, hättest du dein Ziel, attraktiv und schlank zu sein, bereits erreicht. Diese Aspekte findest du im folgenden Kapitel.

Kapitel 3: Was den Bauch nährt

3.1 Zusammenhang Stress, Cortisol und Körperfett

3.2 Essverhalten beeinflusst durch Gefühle und Emotionen

3.3 Heißhunger und Fressattacken beherrschen

3.4 Intuitiv essen lernen

3.5 Alkohol, Lifestyle oder Seelentröster

Im Anschluss an dieses Kapitel geht es dann tatsächlich um die Ernährung und Bewegung, die dem Lebensabschnitt angepasst ist.

Kapitel 3:

Was den Bauch nährt.

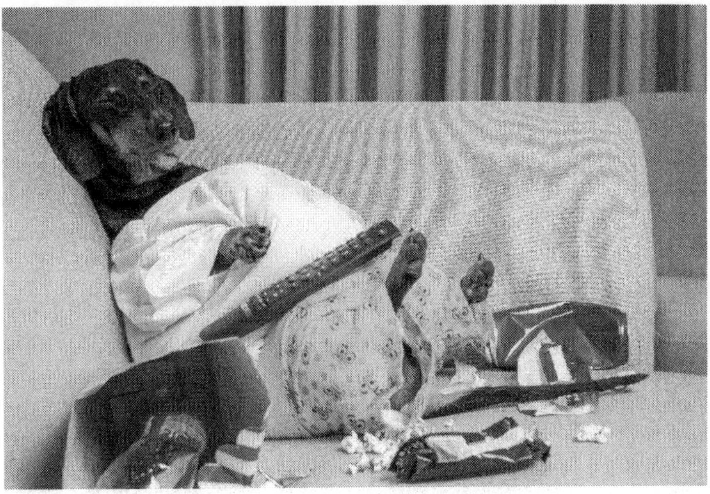

Alte Meister malten alle
dicke, weiche, satte, pralle
Hinterteile und auch Becken,
um des Mannes Lust zu wecken!

Heute ist das Lustsymbol
spindeldürre, beinahe hohl,
ist verhungert und komplett
ohne Formen, platt wie ein Brett!

Rubens, der die Frauen malte,
nicht nur, weil man ihn bezahlte,
malte gerne Weiblichkeit
korpulent und beckenbreit!

Eine Frau aus Rubens Sicht,
zeigte ihre Knochen nicht,
weil sie wusste, dass ein Mann
sich da dran verletzen kann!

Wo sind nur die Zeiten hin,
wo man gar ein Doppelkinn
und ein Bauch und volle Brüste
liebevoll und zärtlich küsste?

Scheinbar gilt es heut als schön,
durch die Frau hindurch zu sehen
und zu winken, wenn sie fliegt,
weil sie überhaupt nichts wiegt!

UND: es wussten schon die alten Römer,
mit Mollies kuscheln das ist viel schöner!!!

Dieses wundervoll, aber sicherlich auch streitbare Gedicht habe ich auf „UrbiaCommunity“ gefunden. Leider wusste auch hier niemand, von wem es ist.

Diese Zeilen machen klar, wie sehr sich Körper- und Schönheitsideale in der Geschichte bereits verändert haben. Und es ist auch normal, dass wir versuchen, dem Schönheitsideal der IST-Zeit nahezukommen. Aber eines dürfen wir dabei nicht vergessen. UNS.

Du hast nur ein Leben und daher ist es wichtig, dass du genau dein Leben lebst. Gesellschaftliches Ideal hin oder. Sei dein eigenes Ideal. Strebe das gesündeste und attraktivste Ideal an, für welches du bereit bist, in die Umsetzung zu gehen.

3.1 Zusammenhang Stress, Cortisol und Körperfett

Einer neuen Klientin stelle ich immer als erstes die Frage, warum sie abnehmen will. Und mit leichten Abwandlungen höre ich immer die gleiche Antwort: „Ich bin so unzufrieden, weil ich so zugenommen habe. Ich will abnehmen, um wieder innerlich zufrieden sein zu können.“

Jetzt stellt sich die Frage, was war zuerst da. Der Bauch oder die Unzufriedenheit? Die Unzufriedenheit oder der Bauch? Aus Gewohnheit gehen wir das Thema abnehmen immer von Seiten der Ernährung und Bewegung an und wundern uns, dass wir nur kurzfristig, wenn überhaupt, Gewicht verlieren. Ich will damit nicht sagen, dass eine gesunde, ausgewogene und dem Lebensabschnitt angepasste Ernährung und Bewegung nicht wichtig sind, aber es ist eben nur eine Stellschraube.

Von großer Bedeutung ist, die Ursachen für deine Ernährungsroutine zu erkennen und von dieser Seite aus dem Bauch zu Leibe zu rücken. Ich rede hier von Stress, der durch Emotionen, Gefühle und limitierende Glaubenssätze genährt wird. Oft ist dieser Alltagsstress so zur Normalität geworden, dass du ihn gar nicht mehr erkennst oder wahrnimmst.

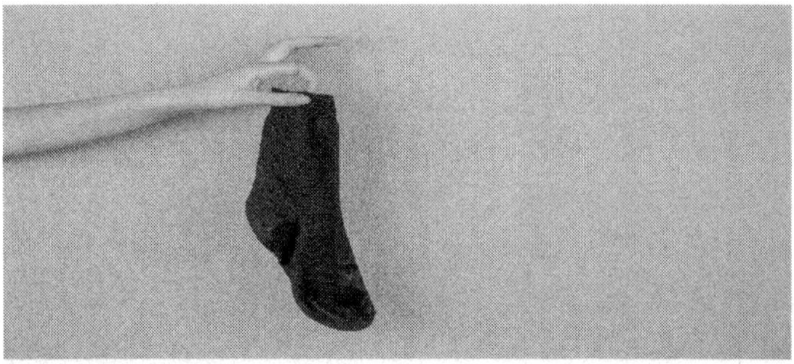

Ein Einfaches, dir aber sicherlich bekanntes Beispiel ist das „Socken" Thema. Du kennst sie bestimmt, die zerknüllten, wie Brotkrumen in der Wohnung herumliegenden Socken deines Mannes. Jeden Tag landen diese kleinen, an sich harmlosen Dinger dort, wo sie gerade ausgezogen wurden und bleiben dort liegen. Er will sie ja morgen wieder anziehen, sie sind ja noch gut. Oder sie landen genauso zerknüllt im Wäschekorb. Die ersten Male siehst du noch darüber hinweg oder bittest deinen Partner, das abzustellen. Nach geraumer Zeit aber frisst sich der Ärger in deine Seele. Du fragst dich, ob er dich überhaupt achtet. Stell dir deine Seele als eine Art Truhe vor. Jedes Mal, wenn dich etwas stört, du das aber nicht zu deiner Zufriedenheit klären kannst oder willst, wandern diese negativen Emotionen in die Truhe und bleiben dort liegen. Über die Jahre wird diese immer voller.

Denk doch mal an einen Wintertag mit dem ersten Schnee. Zuerst fallen einzelne Flocken, sie landen auf dem Boden, tauen sofort weg. Je länger es schneit, umso dicker wird die Schneedecke, bleibt liegen und die untersten Schneeflocken verdichten sich. Sie werden fest. Und wenn es ganz heftig kommt, wird aus dem Schneegestöber ein Schneesturm und am Ende löst sich eine Lawine. Das ist der Moment, wo du dir Luft machst und sich dein Gegenüber fragt, wo die alten Kamellen alle herkommen. Viele Frauen speichern ihren Ärger oder ihre Ängste, bis eine winzige Begebenheit die Truhe aufreißt und sich alles, was in ihr abgelegt war, über ihr Gegenüber ergießt. In der Regel ist das der Partner, der die Welt nicht mehr versteht. Ich habe jetzt bewusst, von einer heterosexuellen Partnerschaft gesprochen, da es diese Probleme in gleichgeschlechtlichen Partnerschaften nur selten gibt.

Was hat das ganze Gerede von Seelentruhen und Schnee mit Cortisol und Körperfett zu tun? Das Schlüsselwort ist Stress. Stress lässt den Cortisolspiegel steigen und Dauerstress macht dick.

Warum das so ist, erfährst du jetzt.

Im Endeffekt hat alles mit den menschlichen Urinstinkten zu tun. Stell dir vor, du sitzt in der Savanne und plötzlich schleicht sich von hinten ein Löwe an. Bevor du ihn siehst, stellen sich deine Nackenhaare auf und deine ganzen Sinne sind darauf ausgerichtet, sich auf die drohende Gefahr einzustellen. Es gibt nur zwei Möglichkeiten, auf die Gefahr zu reagieren. Zum einen kannst du weglaufen, wenn du ein guter Läufer bist, um dich so der Gefahr zu entziehen oder du schätzt deine Chancen in einem Kampf höher ein und kämpfst. Manchmal klappt auch totstellen, ist aber riskant.

Auf jeden Fall stellt sich dein Körper im Stressmodus auf Flucht oder Kampf ein. Und um dir eines von beiden zu ermöglichen, setzt dein Körper die Hormone Cortisol, Noradrenalin und Adrenalin frei. Das bekannteste Stresshormon ist Cortisol. Cortisol sorgt dafür, dass du in stressigen Zeiten ausreichend Energie zur Verfügung hast. Um Stress auszugleichen, fördert Cortisol die Bildung und Freisetzung von Fettsäuren aus den Fettzellen, die dann zur Energiegewinnung genutzt werden. Gleichzeitig werden aus Proteinen (Eiweiß) Aminosäuren hergestellt. Ein Teil der Aminosäuren wird in der Leber zur Bildung von neuen Glukosemolekülen, also Energie, genutzt. Ebenfalls gesteigert wird die Glucose Aufnahme über den Darm.

Was Cortisol alles kann:

1. Cortisol beeinflusst das Immunsystem, indem es entzündungshemmend wirkt und die Wundheilung steigert.
2. Cortisol ist der Gegenspieler zu Melatonin und bestimmt deinen Schlaf-Wach-Rhythmus. Morgens und über den Tag dominiert Cortisol, so dass du morgens aufwachst und über den Tag leistungsfähig bist. Zum Abend sinkt Cortisol und Melatonin steigt an, so dass du schlafen kannst.
3. In einer Stresssituation verlängert Cortisol die Wirkung von Adrenalin und stellt weitere Energie zur Verfügung.

Du siehst Cortisol hat viele positive Wirkungen und garantiert dir über einen kurzen Zeitraum eine hohe Leistungsfähigkeit. Aber hier kommt der Haken. Der Stress hat sich in der modernen Zeit verändert. Kurzzeitiger Stress, wie in einer Wettkampfsituation, einem Projekt in deiner Firma oder ein Streitgespräch, wurde durch Dauerstress abgelöst. Dieser Stress wird ausgelöst durch berufliche Unter- oder Überforderung, durch finanzielle Sorgen, durch Ängste, unbefriedigte Bedürfnisse, Schlafstörungen, Unzufriedenheit, Medien, soziale Netzwerke und vieles mehr. Dieser Stress ist dauerhaft da und schädigt nicht nur deine Gesundheit, sondern macht dich auch dick.

Welche negativen Nebenwirkungen hat ein anhaltend hoher Cortisolspiegel:

1. Ein hoher Cortisolspiegel führt zu einer schnelleren Verstopfung der Adern.

2. Ein hoher Cortisolspiegel beeinträchtigt die Wasserausscheidung der Nieren, wodurch es zu Wassereinlagerungen im umliegenden Gewebe kommt.

3. Ein hoher Cortisolspiegel stimuliert die Ausscheidung von Magensäure und kann die Schutzwirkung der Magenschleimhaut beeinträchtigen, was wiederum zu Magengeschwüren und Magenbluten führen kann.

4. Der Abbau von Proteinen zur Energiegewinnung führt auf Dauer zum Abbau von Muskulatur. Der dadurch entstehende geringere Energiebedarf und die durch Cortisol angeregte Energieproduktion führen zur Umwandlung und Einlagerung von Glucose in die Fettzellen. Dieses Fett wird hauptsächlich am Bauch eingelagert.

5. Da das Immunsystem unter Cortisol dauerhaft aktiv ist, wird es auf Dauer geschwächt und du wirst empfänglicher für Erkrankungen.

6. In Verbindung mit Cortisol ist die Insulinausschüttung hoch, so dass die Zellen immer unempfindlicher gegenüber Insulin werden, was zu Diabetes führt.

7. Ein dauerhaft zu hoher Cortisolspiegel bringt auch den Schlaf-Wach-Rhythmus durcheinander, wodurch es zu Schlafstörungen kommen kann.

Jede Medaille hat zwei Seiten. Eine positive und eine negative. Ich habe dir die Wirkung von Cortisol so ausführlich beschrieben, da ich möchte, dass du verstehst, dass du etwas gegen den Dauerstress tun musst, um gesund zu bleiben oder zu werden und um Gewicht zu verlieren. Denn auch eine Diät oder eine radikale Ernährungsumstellung sind Auslöser von Stress.

Ja, ja ich weiß. Es ist gar nicht so einfach den Stress loszuwerden. Insbesondere dann, wenn Stress durch Mitmenschen und Kollegen noch begünstigt wird. Ich behaupte auch nicht, dass der Mensch stressfrei leben kann *(zumindest nicht, wenn er in einer Gemeinschaft lebt)* aber du kannst dir deine Stressoren bewusst machen und den Umgang mit ihnen verändern. Das alleine reicht schon aus, um entspannter zu leben. Im Bonusteil findest du eine Liste zum Downloaden, anhand derer du deine Stressoren identifizieren und kategorisieren kannst. Des Weiteren findest du dort auch ein Video, zum Thema Förderung der Partnerschaft durch stressfreie Kommunikation.

Was kannst du tun, um den Cortisolspiegel zu senken und deinen Stress abzubauen?

Das erste Mittel, um Stress abzubauen und damit den Cortisolspiegel zu senken, ist Sport.

Regelmäßiger Sport sorgt dafür, dass das Cortisol seine eigentlichen Aufgaben ausüben kann und somit abgebaut wird. Wichtig zu wissen ist, dass du es aber auch nicht mit der Intensität übertreiben solltest, da eine Überbelastung wiederum zu Stress führt. Kraftübungen, um den Muskel zu trainieren, sind ebenfalls wichtig. Mit einer starken Muskulatur verlierst du nicht nur Körperfett, sondern bekommst auch noch eine gute Haltung.

Eines meiner liebsten Methoden, um Stress abzubauen, ist die **Liebe**. Wer glücklich ist, ist nicht gestresst. Du musst dich nicht erst frisch verlieben, um von den Glückshormonen zu profitieren. Das geht genauso gut mit einem bereits bestehenden Partner oder Partnerin. Fokussiere dich auf schöne Momente. Wenn du alleine lebst, kannst du natürlich auch von den Glückshormonen profitieren. Jedes glückliche Gefühl und jede positive Emotion zählen.

Auch die **Ernährung** spielt bei der Senkung von Cortisol eine Rolle. Fastfood stresst. Achte auf eine abwechslungsreiche und vor allem ballaststoffreiche Ernährung, bevorzuge einen hohen Anteil an Obst und Gemüse. Es gibt aber auch spezielle Lebensmittel, die den Cortisolspiegel senken, indem sie die Bildung von Serotonin fördern. Dazu gehören unter anderem Soja- und Kakaobohnen, dunkle Schokolade, Cranberrys, Rindfleisch, Hühnchen, Fisch, Eier, Cashewkerne, Datteln, Aubergine, Sellerie, die meisten Kohlsorten, Speisequark, Edamer, Brie und vieles mehr.

Sorge für **erholsamen Schlaf**, wie bereits beschrieben. Sorge für ein starkes und positives Umfeld und lerne, auch mal NEIN zu sagen. **Prüfe** deine **berufliche** und **private Situation** und entspann dich.

3.2 Essverhalten beeinflusst durch Gefühle und Emotionen

Mittlerweile ist es bekannt und gut erforscht, Emotionen und Gefühle können dein Essverhalten steuern. Wo früher noch davon gesprochen wurde, dass du undiszipliniert bist und dich gehen lässt, wenn du ein auffälliges Essverhalten hattest, so gibt es heute Therapieansätze, die den Umgang mit emotionalem Essen vermitteln. Bei emotionalem Essen hat dein Gehirn gelernt, verschiedene Gefühle und Emotionen mit bestimmten Lebensmitteln oder Geschmäckern in Verbindung zu bringen. Das geht bereits im Säuglingsalter los. Wie eine junge Mutter ihr Kind stillen sollte, ist in den Jahrzehnten mehrfach verändert worden. Mal sollte ein Kind mindestens 4 Stunden ohne Nahrung auskommen und ein anderes Mal sollte ein Kind, immer wenn es schreit, angelegt werden. Wann aber hat ein Säugling Hunger? Sicherlich äußert sich das durch Gequengel oder weinen. Aber weint ein Kind nicht auch aus Langeweile, Schmerz, Aufmerksamkeitsdefizit oder einfach nur aus Wut? Nicht immer ist es leicht herauszufinden, was der Säugling gerade will und braucht.

Fatal ist es jedoch, wenn ein Säugling immer angelegt wird, wenn es weint. Hier erlernt er zum ersten Mal emotionales Essen. Hat es Langeweile, bekommt es etwas zu essen, ist es wütend, bekommt es etwas zu essen, hat es Schmerzen, bekommt es etwas zu essen und bei Hunger nebenbei bemerkt auch. Die süße Muttermilch oder das Fläschchen sorgen somit für Aufmerksamkeit, Zuwendung, Zärtlichkeit. Muttermilch und die Ersatzmilch sind süßlich im Geschmack. Perfekt, süße Nahrung wird hier zum ersten Mal gleichgesetzt mit positiven Emotionen.

Ein weiteres Beispiel aus meiner Praxis. Ich habe mit einer jungen Mutter zusammengearbeitet, die ein 4-jähriges Kind hatte. Aus beruflichen und privaten Gründen fiel es ihr des Öfteren schwer, ihre Tochter, wie versprochen, zu bestimmten Zeiten von der Tagesmutter abzuholen. Wenn sie dann völlig gestresst und mit einem schlechten Gewissen bei der Tagesmutter ankam, sagte sie immer folgenden Satz: „Entschuldige, dass ich zu spät bin, ich habe es nicht früher geschafft, aber dafür gehen wir jetzt ein schönes Eis essen / ein Stückchen Kuchen holen…“

Was lernt das Kind und die Mutter? Mit Essen kann man seine schlechten Gefühle loswerden.

> **„Von Inga Richter / Gegen Kummer hilft ein Schokoriegel, gegen Einsamkeit eine Tüte Chips. Viele Menschen neigen dazu, negative Emotionen durch Essen abzudämpfen. Einerseits steuert die Stimmung das Essverhalten, andererseits scheinen gewisse Inhaltsstoffe von Lebensmitteln die Gefühlswelt zu beeinflussen. Auf Dauer kann emotionales Essen großen Leidensdruck verursachen.“**
> (www.pharmazeutische-zeitung.de)

Essen ist heute zu einer Ersatzbefriedigung geworden und geht weit über die bekannten Essstörungen wie Bulimie oder Magersucht hinaus. Essen steuert den Alltag. Und weil wir uns dem Essen nicht entziehen können, anders als das bei einer Rauchentwöhnung, einer Medikamentenabhängigkeit oder Alkoholismus ist, ist es auch zu einem gesellschaftlichen Problem geworden.

Bist du verliebt, hast du keinen Appetit, bist du traurig oder ärgerlich, greifst du zu Schokolade und Co. und wenn dir langweilig ist, gehst du zum Kühlschrank.

Aber nur selten fragst du dich, habe ich Hunger oder befriedige ich gerade ein Gefühl. Wissenschaftlich erwiesen ist es auch, dass einzelne Nährstoffe bestimmte Gehirnareale ansprechen. So schreibt Dr. David Kessler *(Professor für Kinderheilkunde an der Universität of California in San Francisco)* in seinem Buch „Das Ende des großen Fressens", dass Chips, Hamburger, Pizza und Schokolade das gleiche Suchtpotential haben wie Kokain. Das liegt am geschmacksverstärkenden Fett und Zucker. Fette und Zucker lösen eine Befriedigung aus. Heute weiß man, dass kohlehydratreiche Lebensmittel die Ausschüttung von Serotonin und Zucker die Ausschüttung von Dopamin anregen. Dopaminausschüttung anregende Lebensmittel haben hierbei das größere Suchtpotential. Professor Dr. Joachim Peters macht den alltäglichen Stress dafür verantwortlich, dass die meisten Menschen über den körperlichen Hunger hinaus essen. In Gemeinschaft essen wir mehr, als alleine. Wenn wir uns streiten, essen wir gar nicht, weil der Streit uns auf den Magen geschlagen ist. Und wenn wir unglücklich verliebt sind, essen wir unkontrolliert viel.

Wenn wir also positiv gestimmt sind, kann Essen uns dabei helfen, diese positiven Gefühle und Emotionen zu halten. Haben wir negative Gefühle, versuchen wir mit dem Essen, diese in positive Gefühle zu wandeln.

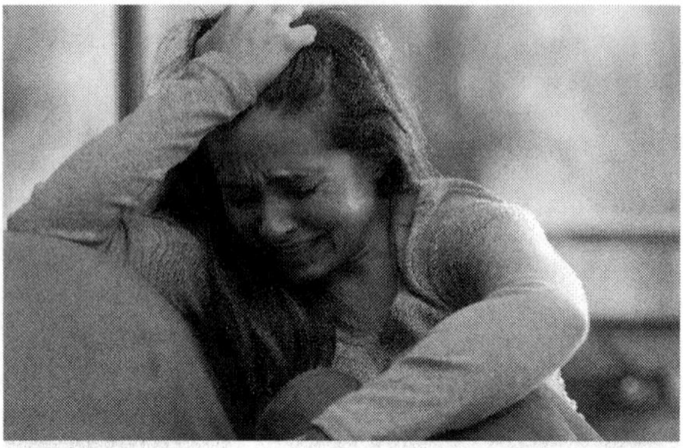

Wie schaffst du es aber, dass die Emotionen und Gefühle deinem Teller fernbleiben? Woran erkennst du, ob du isst, weil du Hunger hast oder weil dich Emotionen dazu drängen?

Es gibt zwei Arten von Hungergefühl.

1. Körperlicher Hunger, wenn du Energie brauchst und
2. Seelischer Hunger, wenn du aus Wut, Freude oder Verliebtsein isst.

Den **„echten" Hunger**, den körperlichen, erkennst du daran, dass dein Energielevel sinkt. Zum Beispiel, wenn deine Konzentration nachlässt, oder du müde wirst. Und echten Hunger erkennst du, wenn du dir deines leeren Magens immer häufiger bewusst wirst. Wenn der Magen knurrt. Wenn dein Appetit an eine Emotion gekoppelt ist, merkst du dies, dass das Bedürfnis zu essen durch einen starken Drang begleitet wird. Der Drang, fast schon Zwang ist zudem an bestimmte Lebensmittel wie Süßes oder Herzhaftes gekoppelt. In diesen Situationen essen wir unbewusst viel mehr.

Ob du eine von Emotionen gesteuerte Esserin bist, merkst du daran, ob dich nach dem Essen ein schlechtes Gewissen plagt. Nahrungsaufnahme mit einem anschließenden schlechten Gewissen gehört ebenfalls zu den Essstörungen.

Wie kannst du emotionales Essen reduzieren? Wenn du dein Gewicht reduzieren musst oder möchtest, solltest du dich vor jedem Bissen, den du dir in den Mund steckst, fragst:

1. Welche Gefühle haben mich an den Kühlschrank

oder das Fach mit den Süßigkeiten geführt?

2. Was oder wer steckt hinter meinem Hungergefühl?
3. Habe ich gerade ein Bedürfnis nach Aufmerksamkeit, Ablenkung oder Anerkennung?
4. Kompensiere ich meine unterdrückten Gefühle mit Essen?

Wenn du feststellst, dass du keinen „echten" Hunger hast, überlege dir eine Ersatzhandlung. Vielleicht machst du dir eine schöne Tasse Tee. Wenn du Tee mit einer bitteren Note trinkst, dämpft das zudem den Appetit *(z.B. Bittergurkentee oder Wermuttee)*. Wenn du kannst, mach einen kleinen Spaziergang, etwas Sport oder ein kleines Tänzchen im Büro. Bewegung zügelt den Appetit. Oder mach dir deine Lieblingsmusik oder ein Hörbuch an, das lenkt dich von einem emotionalen Hunger ab. Mit einem Glas Wasser kannst du testen, ob du Hunger oder Durst hast. Egal, was du tust, wichtig ist nur, dass es dir guttut und du in eine positive Stimmung kommst. Du wirst sehen, je häufiger es dir gelingt, desto schneller verlierst du Gewicht.

Die wichtigste Empfehlung, die ich dir geben kann, ist aber, setze dich mit deinen Emotionen, Gefühlen und limitierenden Glaubenssätzen auseinander. Die Seelentruhe, von der ich im letzten Kapitel gesprochen habe, hat nur eine gewisse Kapazität. Die Dinge, die ganz unten liegen, sind nicht weg. Ganz im Gegenteil, sie sind verfestigt und beeinflussen dein Denken und Handeln bis heute.

Ich möchte dir dafür ein Beispiel geben, welches mich selber betrifft. An anderer Stelle habe ich ja bereits er-

wähnt, dass ich sehr früh mit dem Sport angefangen habe. Ich bin in der DDR aufgewachsen und dort gab es in den öffentlichen Einrichtungen wie Kindergarten oder Schule sogenannte „Sichtungen". Es wurde von Experten geschaut, welche sportlichen Begabungen oder körperlichen Voraussetzungen Kinder und Jugendliche hatten, um in Sportvereinen gefördert werden zu können. So kam ich zum Geräteturnen.

An dieser Stelle gleich vorweg, aus damaliger und heutiger Sicht war das eine gute Möglichkeit, Kinder und Jugendliche in Bewegung zu bringen und zu halten. Dazu kam, wer Sport macht, macht keinen Blödsinn. Mehr Aufmerksamkeit und kostenfreie Sport- oder Kulturvereine, die auch die Kinder und Jugendlichen mit eingeschränkten finanziellen Mitteln auffangen, würde ich mir auch heute wünschen. Aber das am Rande.

Auf jeden Fall hatte ich die körperlichen Voraussetzungen und den nötigen Ehrgeiz vom Breiten- in den Leistungssport zu wechseln. Ich habe viel und hart trainiert, aber bis ganz an die Spitze hat es nie gereicht. Heute weiß ich, dass mir für die Spitze wahrscheinlich wirklich die große Begabung, die die vielen guten Sportler aus der zweiten in die erste Reihe bringen, gefehlt hat. Aber darum geht es nicht.

In sehr jungen Jahren habe ich ständig gehört: „Du bist nicht gut genug oder du bist noch nicht gut genug." Von den Trainern war das sicherlich der Versuch, mich zu noch mehr Ehrgeiz oder Training zu motivieren. Aus heutiger Sicht waren das die ersten Schneeflocken, die liegen blieben oder die ersten Emotionen, die in meine Seelentruhe weggesperrt wurden. Dieser Satz hat sich im Laufe meines Lebens zu einem ausgewachsenen limitierenden Glaubenssatz entwickelt. Ich habe in der

Schule bei einer Zwei geheult. Ich hatte Angst vor jeder Prüfung und zweifle bis heute, wenn ich ein neues Projekt starte. Das war mit diesem Buch nicht anders. Ich hatte schon seit Jahren den Wunsch, mein Wissen und meine Erfahrungen niederzuschreiben, um anderen Frauen Mut zu machen und sie bei ihrer Körperreise zu unterstützen. Aber auch kamen für einen kurzen Moment die Fragen, will das jemand lesen, interessiert das die Frauen, kann ich schreiben....

Und ob du es glaubst oder nicht, ich habe mich tatsächlich dabei ertappt, dass ich den Kühlschrank geöffnet habe, ohne Hunger zu haben. Heute stelle ich mir die gleichen Fragen, wie du sie dir stellen darfst. Warum habe ich den Kühlschrank geöffnet, was ist das Gefühl dahinter? Aus meiner Sicht kann ich es dir sagen, das Bedürfnis nach Anerkennung und nach innerer Ruhe.

Und bitte, ich habe das nicht erzählt, um etwa von einem schweren Leben zu erzählen. Ich habe es erzählt, weil nicht einmal mein engstes Umfeld *(außer meinem Mann)* jemals etwas von meinen inneren Dämonen erfahren hat. Ich wollte mich nicht angreifbar machen, stark wirken. Und die Stärke äußerte sich letztendlich in einer starken Körpermitte. Fast 20 kg mehr.

Jeder Mensch, aber insbesondere Frauen, auch erfolgreiche Frauen, Frauen, die ihr Leben beruflich und privat meistern, leiden unter solchen verborgenen Gefühlen. Bei der einen ist es Unsicherheit, mangelndes Selbstwertgefühl oder das Bedürfnis, wahrgenommen zu werden, dazuzugehören. Andere stellen fest, dass sie ein Leben leben, dass sie nicht wirklich befriedigt. Und das geht auch Frauen so, die allgemein bewundert werden, erfolgreiche Frauen, Frauen, die in der Öffentlichkeit stehen und von vielen bewundert oder beneidet werden.

Erst vor ein paar Tagen habe ich eine Kurznachricht gelesen, dass Katarina Witt, eine der bis heute brillantesten Eiskunstläuferinnen der Welt (zumindest für mich), Gewichtsprobleme hat. Mit ihr würde ich mich gern mal unterhalten.

Was hat das aber mit dir zu tun? Habe den Mut, ehrlich zu sein. Sprich über Dinge, die dich ängstigen, Dinge, die dich zweifeln lassen. Sprich über deine Gefühle und Emotionen. Ja, das ist nicht leicht und es macht dich in bestimmten gesellschaftlichen Bereichen auch angreifbar. Aber viel mehr wirst du feststellen, dass es dich befreit und dir den unechten Hunger nimmt. Du befreist dich von emotionalem Stress, damit sinkt dein Cortisolspiegel und dein Körper kann loslassen, endlich die Schutzpolster loslassen.

Diese Methode nennt sich Resilienz-Diät. Dieser ganzheitlichen Herangehensweise habe ich im Weiteren ein ganzes Kapitel gewidmet.

Bevor du weiterliest, nimm dir einen Moment Zeit, mach dir eine schöne Tasse Tee und denke darüber nach, wie es sein wird, wenn du dich körperlich und seelisch wieder so richtig zufrieden fühlst. Spüre, wie es dir geht, sieh dich in den Kleidern, die deine weibliche Figur umschmeicheln und spüre die Anerkennung, die man dir entgegenbringt.

Welche Gefühle löst das in dir aus? Erinnere dich, Glück und Zufriedenheit schließt den Magen.

3.3 Heißhunger und Fressattacken beherrschen

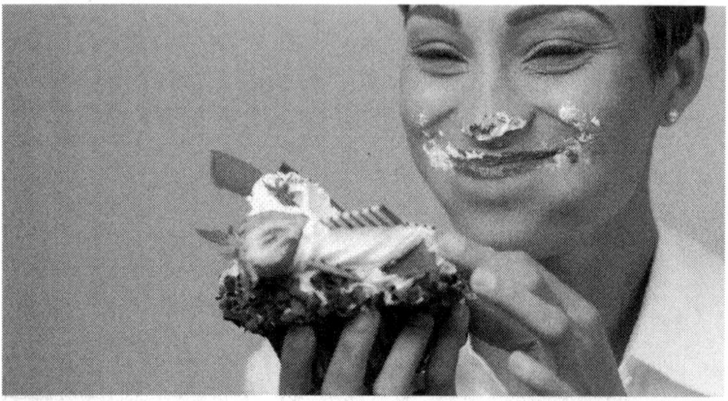

Kennst du das? Du hast dich aufgemacht, mittels einer Diät, einer speziellen Ernährungsform eines ausgeklügelten Sportprogrammes o.ä. endlich wieder in deine Wohlfühlfigur zu finden. Und nach nur wenigen Tagen überfällt es dich mit Macht. Heißhunger plagt dich. Du möchtest anfangen zu essen und nicht mehr aufhören. Und nicht etwa den Blumenkohl oder eine Schale Äpfel, sondern einen Burger, die Pizza, die Tafel Schokolade oder die Packung Eis. Ach, was sage ich, am besten beides. Erst den Burger und dann eine Tafel Schokolade oder umgekehrt.

Dieser Angriff auf deinen Vorsatz und dein Durchhaltevermögen ist so massiv, dass du kapitulierst. Nach dieser Fressattacke kommt das schlechte Gewissen, die Selbstkasteiung und der Vorsatz, morgen neu zu beginnen.

Wenn dir das ein paar Mal passiert ist, brichst du deine Diät oder was du gerade machst ab und fügst dich für den Moment in dein Schicksal.

„Essen ist nicht das Problem, essen ist die Lösung.“
(Sabine Liebe)

Auch hier möchte ich dir noch einmal versichern, zu deinem Wunschgewicht und deiner inneren Zufriedenheit kommst du nicht mit Disziplin. Zumindest nicht auf Dauer. Das Leben sollte nicht aus Verzicht oder Kalorien zählen bestehen.

Wenn ich jetzt mit dir sprechen könnte, würde ich dich fragen, wie dein Tag ernährungstechnisch im Durchschnitt aussieht. Was isst du, wieviel isst du, wann isst du. In 90 % der Fälle würde ich dir dann sagen, kein Wunder, dass du nicht abnehmen kannst.

Begleitet werden die Schilderungen oft von Aussagen wie: „Ich traue mich schon gar nichts mehr zu essen.“ Oder „Ich weiß gar nicht, was ich noch weglassen soll.“

Hast du schon einmal darüber nachgedacht, dass du vielleicht zu wenig isst? Ich spreche an dieser Stelle nicht über die Zusammensetzung deiner Mahlzeiten oder die Wahl der Nährstoffgruppen, dazu kommen wir im nächsten Kapitel. Ich spreche schlicht weg von der Menge.

Im Nachfolgenden zeige ich dir, warum du Heißhunger bekommst und wie du ihn vermeidest.

Hunger ist ein überlebensnotwendiges Signal deines Körpers. Und Heißhunger ist eine Unterform des Hungers. Während du den „echten“ Hunger aushalten und die Nahrungsaufnahme bei Bedarf noch über Stunden aufschieben kannst, geht das bei Heißhunger nicht. Heißhunger lässt dich nicht in Ruhe, bis du zu Süßem, Salzigen oder Fettigem gegriffen hast. Und das hat seine Gründe.

Zuerst möchte ich dir einige Gründe für Heißhunger aufzeigen und dann auf die näher eingehen, die nicht medizinisch begleitet werden müssen.

1. Heißhunger kann ein Anzeichen für bestimmte Erkrankungen sein, wie Diabetes Typ II, Lebererkrankungen, Schilddrüsenüberfunktion oder Stoffwechselstörungen, wie Adipositas. Das solltest du zuerst abklären lassen.

2. Psychische Erkrankungen können für Heißhungerattacken zuständig sein. Zu diesen gehören zum Beispiel Essstörungen wie, Bulimie, Anorexia oder Binge-Eating-Störung. Diese Essstörungen gehören in die Hände von Psychologen. Aber auch die im letzten Punkt beschriebenen emotionalen Essstörungen gehören dazu. Diese kannst du jedoch noch durch die Stärkung deiner inneren Resilienz beeinflussen.

3. Die häufigsten Heißhungerattacken entstehen durch Nährstoffmangel, Nährstoffe, die zur Energiegewinnung benötigt werden. Dazu werden wir gleich kommen.

4. Heißhunger entsteht auch, wenn Fettzellen geleert werden durch die Verschiebung vom Ghrelin-Leptin Verhältnis. Das besprechen wir auch gleich.

Heißhunger durch Nährstoffmangel.

Erinnerst du dich noch daran, dass ich gesagt hatte, wahrscheinlich isst du zu wenig und insbesondere vom Richtigen? Jetzt werde ich dir das wieder an einem Beispiel erklären.

Ich habe eine Klientin, die ich bereits seit geraumer Zeit begleite. Als wir uns kennen lernten, wog sie über 130 kg. Sie wollte und musste (aus gesundheitlichen Gründen) dringend Gewicht verlieren. Unabhängig davon, dass wir vordergründig an der Entrümpelung ihrer extrem vollen Seelentruhe arbeiten, war hier einer der ersten Schritte, ihr wieder die Angst vor dem Essen zu nehmen. Sie hatte sich über Jahre verboten, lebensnotwendige Nährstoffe aufzunehmen. Fett, in welcher Form auch immer, gab es in der Küche nicht, Süßes, egal in welcher Form, gab es in der Küche nicht, kohlehydratreiche Lebensmittel wie Nudeln, Reis oder Kartoffeln gab es nicht. Und so könnte ich weiter machen. Bei ihr beherrschte die Angst vor einer weiteren Gewichtszunahme den Alltag. Dazu kam, dass sie mit stundenlangen Spaziergängen versuchte, sich die Fettzellen vom Leib zu laufen. Krämpfe hin, Krämpfe her. Und doch kletterte das Gewicht immer weiter.

Und dann kam ich und sagte ihr, sie muss essen. Ich bedanke mich bis heute bei ihr für das Vertrauen, welches sie mir in diesem Moment entgegengebracht hat. Wir haben also angefangen, die Einstellung zum Essen zu bearbeiten und langsam die Kalorienmenge nach oben zu skalieren. In diesem Fall habe ich auf die Dokumentation der zugeführten Nährstoffmenge bestanden und mittels einer Ernährungs-App kontrolliert. Sie hat essen komplett neu lernen müssen. Auch hat sie angefangen, zu kochen und völlig neue Lebensmittelgruppen, wie hochwertige pflanzliche Fette zu integrieren. Nach 10 Wochen hatte sie bereits 12 kg Gewicht verloren und es sinkt weiter, langsamer aber die Tendenz ist die richtige.

„Essen ist nicht das Problem, essen ist die Lösung.“
(Sabine Liebe)

Und jetzt kommen wir zur Erklärung. Vielleicht hast du schon einmal etwas von Grundumsatz und Leistungsumsatz in Zusammenhang mit Energie gehört.

Gesamtumsatz = Grundumsatz + Leistungsumsatz

Als ***Gesamtumsatz*** bezeichnet man die notwenige Energiemenge, die du deinem Körper zur Verfügung stellen musst, damit er alle Aufgaben zu deiner Zufriedenheit erledigen kann.

Der Grundumsatz ist der Energiebedarf, den dein Körper ausweist, wenn du in Ruhe bist. Du schläfst zum Beispiel. Dein Körper beschäftigt sich nicht mit körperlichen Aktivitäten, Temperaturausgleichen oder geistiger Arbeit. Er ist nur damit beschäftigt, die Stoffwechselprozesse am Laufen zu halten und Reparatur- und Regenerationsprozesse durchzuführen. Diese Energiemenge ist lebensnotwendig und darf nicht unterschritten werden.

Berechnung Grundumsatz Frau vereinfacht

Körpergewicht x 24 x 0,9 (bei Frauen)

Berechnung Grundumsatz Frau genau:

655,1 + (9,6 x **Körpergewicht** in kg) + (1,8 x **Körpergröße** in cm) - (4,7 x **Alter** in Jahren)

Du siehst also auch, dass sich dein Grundumsatz in Abhängigkeit von deinem Gewicht verändert. Je mehr du wiegst und je älter du wirst, desto mehr verändert sich der Bedarf an Grundenergie. **Das Alter senkt den Grundumsatz und das Gewicht erhöht ihn**.

Als ***Leistungsumsatz*** bezeichnet man die Energiemenge, die dein Körper zusätzlich durch Aktivitäten verbraucht. Angefangen bei ganz normalen Bewegungs- und Denkaufgaben bis hin zu körperlichen Beanspruchungen durch Beruf oder Sport wird deinem Körper viel abverlangt. Wie hoch dein persönlicher Leistungsumsatz ist, ist ganz individuell und variiert von Tag zu Tag.

Leistungsumsatz = Grundumsatz x Aktivitätsfaktor.

Es ist gar nicht notwendig, alle Faktoren aufzuzählen, da es einfache Möglichkeiten gibt, den Leistungsumsatz zu berechnen. Hier nur zwei Beispiele. Hast du eine überwiegend sitzende Bürotätigkeit und kaum körperliche Aktivität in der Freizeit, liegt der Faktor zwischen 1,3 und 1,5. Hast du einen körperlich anstrengenden Beruf und bist zudem sehr sportlich unterwegs, liegt der Faktor zwischen 1,8 und 2,4.

Ich sagte ja, dass es auch einfache Möglichkeiten gibt, den persönlichen Energieumsatz zu bestimmen. Dazu gehören zum Beispiel Körperanalysewaagen, die nicht nur den Grundumsatz ausgeben, sondern auch Werte wie den Körperfettanteil, das biologische Stoffwechselalter und vieles mehr.

Fitnessuhren oder Fitnesstracker registrieren heute sehr genau dein Bewegungslevel und ermitteln somit sehr genau deine benötigte Bewegungsenergie. Hast du solche technischen Hilfsmittel nicht, gibt es online auch Tabellen, aus denen du Aktivitätsfaktoren ablesen kannst.

An dieser Stelle noch einmal gesagt, du brauchst nichts davon, um abzunehmen und dich wohlzufühlen. Diese Dinge empfehle ich ausschließlich Frauen, die jegliches Maß für eine normale Ernährung verloren haben. Sie erfahren hierdurch, dass sie über die Jahre zu wenig und nicht zu viel gegessen haben.

Ich nutze auch eine Fitnessuhr, aber ich habe Spaß daran zu sehen, wie meine Tage variieren. Ich berechne schon lange nicht mehr meine Nahrungskalorien, weil ich wieder gelernt habe, intuitiv zu essen und meine Gefühle und Emotionen zu hinterfragen.

Was haben die letzten Seiten jetzt aber mit Heißhunger durch Nährstoffmangel zu tun?

Wenn du dein Gewicht reduzieren willst, ist das natürlich eine Frage einer ausgewogenen Bilanz zwischen Energieaufnahme *(Nahrung)* und Energieverbrauch *(Bewegung)*. Um Gewicht zu verlieren, ist es empfehlenswert, die Energie durch Nahrungsaufnahme, um täglich 500 kcal – 700 kcal zu reduzieren, dabei aber nicht den Grundumsatz zu unterschreiten. Jetzt erklärt sich dir vielleicht auch, warum Radikaldiäten oder auch Fasten dir nicht auf Dauer dein Wunschgewicht ohne Jo-Jo Effekt gewähren. Um 1kg Fett zu verbrennen, musst du 7.000 kcal einsparen. Bevor dein Körper aber an deine Fettreserven geht, schwemmt er zuerst eingelagertes Körperwasser aus und leert dann einen Teil der Kohlehydratspeicher. Das fällt ihm bedeutend leichter, als Körperfett in Energie umzuwandeln. Ein schneller Gewichtsverlust während einer Diät, hat nichts damit zu tun, was du eigentlich erreichen willst.

Auch die Art und Weise, wie du dich sportlich betätigst, spielt eine Rolle, ob dein Körper eher Energie aus den Kohlehydrat- oder Fettspeichern zieht. Auch dazu später mehr.

Heißhunger entsteht immer dann, wenn deinem Körper die benötigten Nährstoffe für die Energiegewinnung fehlen. Und dann nützt es auch nichts, dass du dir sagst, aber dann soll er sie doch aus den üppig vorhandenen Fettzellen nehmen. Um an seine Reserven zu gehen, muss dein Körper dir vertrauen.

Wozu gibt es eigentlich die Energiereserven. Mutter Natur hat dafür gesorgt, dass du die bestmöglichen Überlebenschancen hast. In guten Zeiten wurden Reserven für schlechte Zeiten angelegt. Vor dem Zeitalter der Industrialisierung wurde die Zivilisation regelmäßig von Epidemien und Hungersnöten geplagt. Heute sieht das anders aus. An jeder Ecke bekommen wir etwas zu essen, der Kühlschrank ist immer voll und die Wege kurz. Ich lasse mich hier bewusst nicht darüber aus, ob wir über Nahrungs- oder Lebensmittel sprechen.

Simulierst du deinem Körper also mit deiner Diät eine Hungersnot, fährt er sofort ein Notprogramm hoch. Energieverbrauch auf Sparflamme, indem er nicht überlebensnotwendige Körperfunktionen drosselt. Bemerkbar macht sich das mit Müdigkeit, Abgeschlagenheit, Übellaunigkeit oder Energielosigkeit. Zusätzlich fordert dich dein Körper auf, ihm endlich wieder Energie zu liefern. Und woraus gewinnt er die schnellste Energie? Aus fettigen oder süßen Lebensmitteln. Fett und Zucker garantieren ihm die am schnellsten zu gewinnende

Energie. Das ist Heißhunger, eigentlich eine unglaublich wertvolle körperliche Reaktion, die du schätzen, aber nicht provozieren solltest.

Beendest du die „Hungersnot“, also die Diät und kehrst nur ansatzweise zu einer normalen Ernährung zurück, fährt ein zweites Programm ab. Sicherstellung der notwendigen Reserven durch sofortige Umwandlung eines Teils der aufgenommenen Energie in Fett. Der Jo-Jo-Effekt lässt grüßen.

Ein weiterer Grund für Heißhunger Attacken findest du beim Sättigungshormon Leptin und beim Hungerhormon Ghrelin. Diese beiden müssen sich im Gleichgewicht befinden, damit dein Appetit normal funktioniert.

Ghrelin, das sogenannte Hungerhormon, wird zum überwiegenden Teil im Magen gebildet und signalisiert unserem Gehirn, dass es Zeit ist, etwas zu essen. Ghrelin macht aber nicht nur Lust auf Essen, es fördert auch die Einlagerung von Fett in die Depots, reguliert Glucose und Insulin, hat Einfluss auf deinen Geschmack und beeinflusst deinen Schlaf. Während einer Diät steigt der Ghrelin Spiegel drastisch an.

Leptin hingegen wird in den Fettzellen gebildet und signalisiert dem Gehirn, wenn wir satt sind. Es hat also direkten Einfluss auf unser Körpergewicht, auf Stoffwechselprozesse, die Fortpflanzung und ein starkes Immunsystem.

Warum können diese beiden Hormone Heißhunger Attacken provozieren, während du abnimmst?

Wenn du richtig und nachhaltig abnehmen möchtest kannst du das nur, wenn du deine Fettzellen leerst. Weniger Fettzellen, weniger Leptin Bildung, da dieses ja in den Fettzellen gebildet wird.

Wenn also weniger vom Sättigungshormon da ist, gewinnt das Hungerhormon an Überhand und das äußert sich in häufiger auftretendem Appetit. Oft wird dieser Appetit als Heißhunger gedeutet, hat damit aber nichts zu tun.

Was kannst du aber tun, um abzunehmen, aber nicht durch Heißhunger oder gesteigertem Appetit aus der Bahn geworfen zu werden?

1. Vermeide Diäten im klassischen Sinne, also drastische Nahrungseinschränkung oder einseitige Ernährung. Diät im Sinne von Resilienz-Diät erläutere ich dir noch.
2. Nimm dir Zeit zum Essen. Iss in Ruhe und ohne Ablenkung *(Handy, Fernsehen, intensive Gespräche)*
3. Vermeide den kleinen Happen zwischendurch, den du in der Regel aus emotionalen Gründen und nicht aus Gründen von echtem Hunger zu dir nimmst. Geht es mal nicht ohne, greif zu Nüssen oder Obst.
4. Überlege dir genau, was du isst. Vermeide zu viel Zucker, zuckerhaltige Getränke oder Süßigkeiten. Bevorzuge Vollkornprodukte, Gemüse und Obst, anstelle von tierischen Fetten und Produkten aus Auszugsmehl.
5. Sorge für ausreichend und erholsamen Schlaf.
6. Versuche, Stress und Langeweile zu vermeiden. Bewegung, Sport und Entspannungsübungen helfen dir dabei.

Und als Letztes an dieser Stelle möchte ich dir noch einmal verdeutlichen, dass ein schneller Gewichtsverlust dich nicht zufriedener machen wird. Willst du schnell Gewicht verlieren, greifst du in erster Linie deine Muskulatur an und scheidest Wasser aus. Das führt zu physischen Beeinträchtigungen und zu unerwünschten optischen Nebenwirkungen. Zum Beispiel wird die Haut fahl und faltig und bildet sich nicht proportional zum Gewicht zurück. Schlaffe Haut und Hautlappen sind die Folge. Und noch eines solltest du beachten. Ab dem 40-ten Lebensjahr bildet sich von Haus aus die Muskulatur zurück und es wird um Längen schwerer, Muskulatur zu erhalten oder neue Muskelfasern zu bilden.

Ein stetiger, aber langsamer Gewichtsverlust von 1-3 kg pro Monat *(Je nach Ausgangssituation sind das 24 – 36 kg pro Jahr)* verhindert Stress, verhindert Heißhunger Attacken, reguliert den Appetit, gibt deinem Körper die Möglichkeit, sich langsam umzustellen und sich an eine veränderte Ernährung und Bewegung zu gewöhnen und neue Routinen aufzubauen.

Ernährung, Bewegung, Umgang mit Emotionen und Gefühlen, das Aufdecken und Auflösen von limitierenden Glaubenssätzen und der Umgang mit unerfüllten Bedürfnissen werden dich innerlich und äußerlich leicht machen.

3.4 Intuitiv Essen lernen

Intuition oder Gespür ist etwas, was von Natur aus in uns steckt. Zu Urzeiten, als es noch keine technischen Hilfsmittel, geschweige denn feste Häuser oder medizinische Versorgung gab, war Gespür bzw. Intuition überlebensnotwendig. Indem der Mensch sesshaft wurde, sich eine Arbeitsteilung angewöhnte und Ackerbau und Viehzucht Hungersnöte minimierten, ging die Intuition nach und nach verloren. Sie war schlichtweg nicht mehr in so starkem Maße erforderlich.

Ganz nebenbei bei den Winnetou Filmen stand ich immer auf Seiten der Indianer. Ich fand den Umgang mit den natürlichen Gegebenheiten, die Fähigkeit, das natürliche Umfeld lesen zu können und die Medizinmänner spannender als das Leben der Cowboys. Sind zwar nur Filme, aber ein wenig kann ich da noch von der Intuition spüren oder nachempfinden.

Es hat mich verwundert, als ich bei meinen Recherchen darauf gestoßen bin, dass der Urspruch für das Konzept des intuitiven Essens im Jahre 1995 zu finden ist und von den Ernährungswissenschaftlerinnen Evelyn Tribole und Elis Resch entwickelt wurde. Ich habe es für mich so erschlossen, dass die beiden Wissenschaftlerinnen sich als erste **wieder** mit der von Natur aus vorhandenen Intuition beschäftigt haben.

Genauso simple wie auch kompliziert ist daher der Kerngedanke des Konzeptes.

„Gegessen wird dann, wenn man sich danach fühlt - also, wenn man wirklich Hunger hat. Sobald man satt ist, hört man mit dem Essen auf.“

Ist das nicht einfach? Damit ist dieses Kapitel beendet.

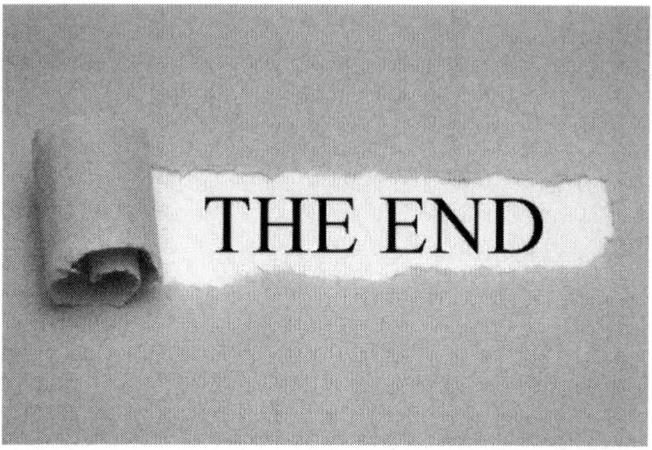

Oder doch nicht? Warum müssen wissenschaftlich fundierte Konzepte entwickelt werden, wenn das doch so einfach ist? Warum macht das dann nicht jeder? Darüber möchte ich dann doch noch ein wenig mit dir sprechen. Intuitives essen ist so herausfordernd, weil in der heutigen Zeit kaum noch etwas nicht geplant, getaktet oder durchdacht ist.

Auf den letzten Seiten allein haben wir uns schon damit beschäftigt, wie schwierig es ist, zwischen „echtem“ und „unechtem“ Hunger zu unterscheiden. Welchen Einfluss Bilder, Meinungen und Vorbilder auf unser Motiv haben, klären wir noch. Bereits Frühstück, Mittag und Abendbrot sind durchgetaktet. Inklusive dem Zeitfenstern, in dem diese eingenommen werden. Selbst in Krankenhäusern ist es nicht möglich zu essen, wenn man Hunger hat. Isst man eine fest angesetzte Mahlzeit nicht, muss man bis zur nächsten angesetzten Mahlzeit warten. Oder denke nur an deinen Berufsalltag. Wer sagt zum Beispiel, wann Mittagspause ist? Die Fabriksirene oder die Kollegen, weil man ja nicht alleine in die Pause will? Aber zu Hause sieht es auch nicht besser aus. Mir fällt jetzt, wo ich Oma bin, auf, wie durchgetaktet die Mahlzeiten sind. Das war bei mir, als die Kinder noch klein waren, nicht viel anders. Es gab feste Abendbrotzeiten, weil man ja irgendwann mal fertig werden wollte. Und so setzt sich das durch das gesamte Leben fort. Isst du nicht, wenn andere essen, bist du unsozial oder machst doch nicht etwa schon wieder eine Diät? Gehst du nicht mit in die Pause, um genau solchen Bemerkungen aus dem Weg zu gehen, hast du Angst, etwas zu verpassen oder zum Gesprächsthema zu werden.

Und das krasseste Beispiel kenne ich von meinem Mann.

Als junger Mann war er wie fast alle Männer bei der Armee. Bei einer Übung, wurde ein gestörtes Versorgungsnetz (die Gulaschkanone kam nicht durch) *simuliert. Er hatte damals solch einen Hunger, dass er sich geschworen hatte, dass ihm das nie wieder passiert. Seitdem hatte er immer ein paar Brotkanten in den Jackentaschen dabei. Das hat sich bis heute gehalten. Egal, ob wir das Haus für eine Stunde oder 10 Stunden verlassen - ein Apfel, ein Riegel oder eine Scheibe Trockenbrot sind immer dabei. Das hat nichts mit intuitivem Essen zu tun. Das gehört in die Kategorie emotionales Essen zur Befriedigung von Angst.*

Genau aus diesen Gründen beschäftigen sich Ernährungswissenschaftler, Mediziner und Gesellschaftswissenschaftler mit diesem Thema. Das gestörte Essverhalten und ein Überangebot von Nahrung sind schon lange zum gesellschaftlichen Problem geworden. 90% aller Erkrankungen sind ernährungsbedingt oder werden durch eine Fehlernährung begünstigt. Darauf möchte ich hier aber nicht weiter eingehen.

Für viele Frauen, die sich bereits seit Jahren damit herumquälen, abzunehmen und eine Diät nach der anderen machen, verursacht der Gedanke, intuitiv zu essen, wahre Panikattacken.

Der Gedanke, ich kann zu jeder Zeit essen, was und wieviel ich will. Keine Verbote, keine Regeln kein schlechtes Gewissen, lassen uns die gehasste aber gleichzeitig vertraute Sicherheit verlassen. Wieviel einfacher ist es doch, einen Ernährungsplan einzuhalten, nur Gerichte zuzubereiten, die in einem Diät Buch stehen und nach Kalender Sport zu machen. Du vertraust dir in diesem Moment nicht mehr. Du hast Angst, Entscheidungen zu treffen und fest daran zu glauben, dass es die richtigen sind, weil du sie getroffen hast. Aus einer Intuition oder Eingebung heraus. Und dabei würde es uns alle doch wieder viel mehr zurück zu einem natürlichen Lebensstil verhelfen. Zu mehr Zufriedenheit, Gesundheit und Attraktivität.

Kannst du schon einmal den Gedanken zulassen, dass das richtig super, um nicht zu sagen geil, wäre?

Ja? Dann lass uns doch mal schauen, wie es dir gelingen kann. Als erstes gilt auch hier, bleib entspannt. Betrachte es als das vorsichtige Betreten von Neuland. Nichts muss, alles darf. Fang gar nicht erst an, dir schon wieder Regeln aufzusetzen. Erwarte keine tiefgreifenden, weltbewegenden Veränderungen. Sei nur du selber und lerne dich wieder zu spüren. Ich kann dir sagen, es dauert eine ganze Weile, bis du nicht mehr darüber nachdenkst, bis du dich nicht mehr fragst: „Habe ich jetzt Hunger, oder nicht?" Wenn du dieses Buch liest, hast du bestimmt schon 40 Jahre Erfahrungen, die deine Routinen geprägt haben auf dem Zähler, wenn nicht mehr, wie ich.

Ich bin eher unbewusst zu intuitivem Essen gekommen. Zeitlich einordnen kann ich das ziemlich genau. Mein letztes Kind, das zweite, verließ Heim und Hof, um in ein eigenes Leben zu starten. Wer das schon erlebt hat, weiß, mit welchen Emotionen das einhergehen kann. Mir ging es auf jeden Fall hundeelend. Loslassen, Gott fiel mir das schwer. Auf jeden Fall war mein Magen über Wochen und Monate verschlossen.

Und mit dieser Appetitlosigkeit habe ich die Lust am Kochen verloren. Ich habe gearbeitet. Mein Mann und ich teilen uns einen Bürokomplex und so kam es natürlich dazu, dass er fragte: „Was gibt es denn heute zu Mittag?" oder „Wann gibt es denn Mittag?"

So hatte ich mir meine Familie erzogen. Um das Thema Essen habe ich mich gekümmert, wie es in den meisten Haushalten ist. In meinen Abnabelungsselbstmitleid habe ich das erste Mal NEIN gesagt. Nein, ich koche heute nicht. Nein, ich esse jetzt nicht. Ich kann dir sagen, dass alleine kostete schon einige Überwindung. Mir tat mein Mann leid. Aber soll ich dir etwas sagen, nach den ersten Gehversuchen seinerseits in der Küche, Hauptsache es machte satt und hat irgendwie geschmeckt, wurde er richtig kreativ.

Das war der Startschuss für mein intuitives Essen. Ich habe bemerkt, auch nachdem ich mich schon lange aus meinem Mutterkummer befreit hatte, ich brauche keine regelmäßigen Essenszeiten. Da ich den überwiegenden Teil des Tages eingespannt bin und in verschiedenster Art und Weise arbeite, jetzt schreibe ich schon seit Tagen an meinem Buch, muss sich mein Bauch schon melden, damit ich merke, dass es Zeit ist zu essen.

Ja, ich setzte mich auch schon mal zu meinem Mann, wenn er isst und trinke dabei einen Tee und wir quatschen. Wann, wer Essen macht und ob für uns beide oder nur für einen, entscheiden wir aus der Situation, also intuitiv.

Mal esse ich drei oder vier kleine Mahlzeiten am Tag und manchmal esse ich auch nur zwei. Im Übrigen, je besser meine Stimmung ist und je besser ich geschlafen habe, desto weniger brauche ich zu essen. Auch worauf ich Appetit habe, wird von der Stimmung und vom Wetter bestimmt.

Wenn du jetzt sagst, schön wäre es schon, wenn ich das auch lernen könnte, gebe ich dir jetzt ein paar Tipps, wie es gelingt.

1. Fang nicht an, dich mit intuitivem Essen zu beschäftigen, wenn du abnehmen willst. Dann trägst du den Diät Gedanken in dir und der erwartet Ergebnisse *(Achtung: Stress und Heißhunger folgen)*. Habe den Wunsch, dich intuitiv zu ernähren, damit es dir besser geht, du ein größeres Maß an Gesundheit gewinnst. Abnehmen wirst du dabei von ganz alleine.

2. Nutze die Fragen aus dem Kapitel „Heißhunger". Frage dich die ersten Tage bewusst, „Habe ich Hunger?" oder verbirgt sich dahinter ein Bedürfnis oder eine Emotion. Aber Achtung, man verfällt schnell in den Gedanken, dass auf einmal alles emotional aufgeladen ist. Das erkennst du beim Essen. Isst du mit gutem Appetit und fühlst dich nicht schon nach den ersten Bissen voll, ist es wahrscheinlich Hunger.

3. Lerne, zu deinen Bedürfnissen, in punkto Essen, zu stehen. Geh ruhig mit in die Pause oder setze dich dazu, wenn andere essen. Mach dir einen Tee, der lenkt ab. Frag doch eine Kollegin, ob sie

mit dir anschließend ein paar Schritte geht. Das lenkt euch beide ab.

4. Denk daran. Essen ist nicht das Problem, essen ist die Lösung. Lass die Angst vor dem Essen los. Ja, es braucht eine geraume Zeit, bis dein Körper versteht und akzeptiert, dass du ihn bedienst, wenn er es braucht. Er wird dir wieder vertrauen und die Pfunde freiwillig abgeben, weil er gelernt hat, dass du ihn bedarfsgerecht fütterst. Frage dich viel eher, bin ich satt geworden, hat es mir geschmeckt und wie fühle ich mich jetzt.

5. Kommt nach dem Essen das schlechte Gewissen, frage dich warum. In der Regel ist es Gewohnheit, da du seit Jahren ein schlechtes Gewissen hast, wenn du an Essen denkst. Selbst wenn sich doch mal ein emotional aufgeladener Happen eingeschlichen hat, dann ist es halt so. Gegessen ist gegessen, sich jetzt auch noch Stress zu machen, bringt genau das Gegenteil von dem, was du willst. Nimm es wahr als „unechten" Hunger und sage dir: „Ach, so fühlt sich das an. Beim nächsten Mal weiß ich es."

6. Viel wichtiger ist es, herauszufinden, wann du satt bist. Eine Unart ist der Satz: „Was auf den Tisch kommt, wird gegessen." Oder „Was auf dem Teller liegt, wird aufgegessen." In früheren Zeiten hatten diese Sätze bestimmt eine Daseinsberechtigung, aber heute nicht mehr. Ich habe meinen Kindern auch immer gezeigt, dass ich von Lebensmittelverschwendung nichts halte. Mir stellen sich jedes Mal die Haare auf, wenn Erwachsene wie Kinder im Urlaub sich die Teller am Buffet vollpacken und dann fast alles drauf lassen, weil es

ihnen nicht geschmeckt hat oder weil es schlichtweg zu viel war. Kleine Portionen oder Kostproben helfen dir dabei, leichter zu erkennen, wann du satt bist. Den Teller leer essen, fällt leichter als nachholen. Aufstehen und losgehen setzt nämlich einen Denkprozess in Gang. Iss langsam und mach immer wieder kleinere Pausen zwischendurch, denn die Signale, die eine Sättigung anzeigen, brauchen einige Zeit, bis sie im Gehirn ankommen.

7. Iss mit Genuss und nicht mit dem Kalorienzähler. Das gehört mit zu den schwierigsten Punkten, sich wieder zu erlauben, mit Genuss zu essen. Frage dich, worauf habe ich jetzt gerade Appetit. Warm, kalt, Suppe, Reis, Kartoffeln? Dein Körper schickt dir die richtigen Signale. Denk nicht mehr darüber nach, ob man das essen sollte oder nicht und gib dir Zeit.

Eines ist Fakt, intuitives Essen lernst du nicht von heute auf morgen und nicht mit Disziplin. Sei offen für den Prozess, freue dich auf jede Mahlzeit, die du zu dir nimmst, egal ob es eine, zwei, drei oder vier sind. Vertraue deinem Körper und vor allem dir selber. Belohnt wirst du mit einem entspannten Verhältnis zum Essen, einem gesunden und schlanken Körper. Nimm dich an, wie du bist und lerne, dich zu lieben.

Auch das intuitive Essen ist nicht der einzig wirksame Weg, um dich in deinem Körper wohlzufühlen, aber er führt dich auf jeden Fall zu deinen Wurzeln und damit zu deiner inneren Mitte.

3.5 Alkohol, Lifestyle oder Seelentröster?

Ich habe echt lange überlegt, an welcher Stelle ich das Thema Alkohol angehe. Denn Alkohol gehört ja auch in das Thema Ernährung, zumal er mit 7 kcal/g mehr Energie als Kohlehydrate hat. Das heißt, 1/4 Liter Rotwein schlägt mit etwas über 200 kcal zu Buche. Klingt nicht viel, läppert sich aber.

Viel wichtiger ist mir aber, darüber zu sprechen, welche Bedeutungen die Gläschen Wein, Sekt oder Champagner haben. Heute gehört Alkohol zur gesellschaftlich akzeptierten Form der Belohnung. Der Vertragsabschluss, das Feierabendbier, die Geburtstagsfeier oder die bestandene Prüfung, überall gehört der wohltuende Klang der Gläser dazu. Das Klirren bedeutet Anerkennung und Dazugehörigkeit und wer genießt das nicht.

Nachdenklicher macht es mich, wenn es eigentlich keine Fernsehserie mehr gibt, in der Alkohol nicht genauso viel getrunken wird wie ein alkoholfreies Getränk. Da kommt die Kommissarin abgespannt und frustriert nach Hause und schenkt sich als erstes ein Glas Rotwein ein, um „runter" zu kommen. Kommissar Schmücke kann ohne Rotwein nicht seine kulinarischen Highlights kreieren und Kurt Krömer spricht in einer seiner Sendungen kurz über seine überstandene Alkoholabhängigkeit *(keine Ahnung, ob das stimmt)* und schenkt Sophia Thomalla eine Tasse voll Eierlikör ein.

Mir fällt auf, dass Alkohol preiswerter ist als fast jedes alkoholfreie Getränk, ob nun im Laden oder im Restaurant.

Längst ist Alkohol angekommen in jeder Gesellschaftsschicht und in jeder Altersgruppe ab 10 Jahren.

Auch ich trinke gern einen kalten Weißwein, einen schweren Rotwein oder ein Glas prickelnden Champagner. Ich erhebe also nicht den Zeigefinger, denn ich bin Teil dieser gesellschaftlichen Entwicklung. Warum ich aus psychologischer Sicht dieses Thema anspreche, ist, dass ich mich als Coach immer häufiger, schon beängstigend häufig mit diesem Thema konfrontiert sehe. Ich spreche hier nicht von Alkoholikern im Sinne von Kontrollverlust und zwanghaftem Konsum *(diese Frauen würde ich immer liebevoll an die richtigen Stellen weiterbegleiten)*. Ich spreche von der Frau von nebenan, von der Business Lady, der Hausfrau, der Dienstleisterin oder von Frauen aus medizinischen Berufen. Aus Scham werden dieses Thema und die damit verbundenen Ängste und Unsicherheiten erst sehr spät angesprochen und ich möchte mich an dieser Stelle wieder einmal für das Vertrauen bedanken. Ich bin mir meiner Verantwortung bewusst.

Alkohol ist all zu oft zu einem Seelentröster geworden. Die ersten Schlucke entspannen und wirken stimmungsaufhellend. Angstzustände verschwinden und die Sorgen oder trüben Gedanken verfliegen.

Aber sind sie wirklich weg oder rennen wir vor unseren Sorgen davon, ohne von der Stelle zu kommen? Der Ärger im Job, Sorge um die Kinder, eine belastete Partnerschaft, Selbstzweifel, Unzufriedenheit oder die Stimmungsschwankungen während der Wechseljahre, all das sind Gründe, zum Glas zu greifen.

Ist dir vielleicht mal aufgefallen *(insofern du überhaupt Alkohol trinkst)*, dass das Gläserklirren in solchen Situationen fehlt? Das sind Situationen, die man mit sich alleine ausmacht und das macht die Sache so überdenkenswert.

Von dieser emotional, den Bauch nährenden Seite des Alkohols, möchte ich aber doch noch einmal darauf eingehen, warum Alkohol nicht nur krank, sondern auch dick macht.

Alkohol *(Ethanol)* ist ein Zellgift und wird über die Mundschleimhaut aufgenommen. Somit gelangt dieser ins gesamte Körperwasser, welches den ganzen Körper durchflutet. Ein regelmäßiger Alkoholkonsum begünstigt Entzündungen im Magen-Darm-Trakt, Krebserkrankungen, Bluthochdruck, Herz-Rhythmusstörungen, Erkrankungen des Herz-Kreislauf- Systems sowie Nervenschädigungen.

Alkohol selber macht bei einer ausgewogenen Energiebilanz nicht dick. Dick machen die Begleiterscheinungen. So regt Alkohol das Appetitzentrum an. Du hast es bestimmt selber schon erlebt, dass du nach Alkoholkonsum auf einmal einen heftigen Appetit insbesondere auf Salziges und Fettiges bekommst.

Pommes, Döner, Pizza und Co. sind auf einmal die begehrtesten Snacks.

Professor Manfred Singer von der Universitätsklinik in Mannheim sagte in einem Interview mit t-online:

„Alkohol führt im Gehirn zu Unterzuckerung. Dadurch erhält der Körper das Signal, hungrig zu sein."

Weitere Aspekte kommen noch hinzu. Wissenschaftlich erwiesen ist, dass Alkohol die Produktion von Magensäure anregt. Da ein erhöhter Magensäurespiegel jedoch zu Geschwüren führen kann, werden Hungersignale versendet. Speisen senken den Magensäurespiegel. Und ein weiterer unerwünschter Effekt von Alkohol ist, dass dieser dem Körper Flüssigkeit entzieht und dabei der Natriumgehalt sinkt. Also muss etwas Salziges her.

Wusstest du, dass auch bestimmte Wechseljahresprobleme durch den Konsum von Alkohol verstärkt werden? Schweißausbrüche und Herzrasen gehören dazu. Wenn du stark darunter leidest, ist es doch mal einen Versuch wert, teilweise oder gänzlich auf Alkohol zu verzichten. Es gibt mittlerweile hervorragende alkoholfreie Cocktail Bestandteile, ein ausprobieren lohnt sich.

Wie gesagt, ich bin bestimmt kein Moralapostel, aber die durch den regelmäßigen Alkoholkonsum ausgelösten Verunsicherungen meiner Klientinnen haben mich nachdenklich werden lassen. Es ist nicht einfach, NEIN zu sagen und es auch durchzustehen.

Um sich zu positionieren und in Gesellschaft durch Abstinenz aufzufallen, auch wenn es nur ab und an ist, kostet Mut und Kraft.

Und daher möchte ich dich einladen, in Situationen, in denen du zum Glas greifst, dich zu fragen, warum. Verstärkst du ein Gefühl der Freude, der Anerkennung in Gesellschaft oder verdränge ich alleine emotionale Herausforderungen.

(Am Ende des Buches findest du meine Kontaktdaten, wenn du einmal reden möchtest.)

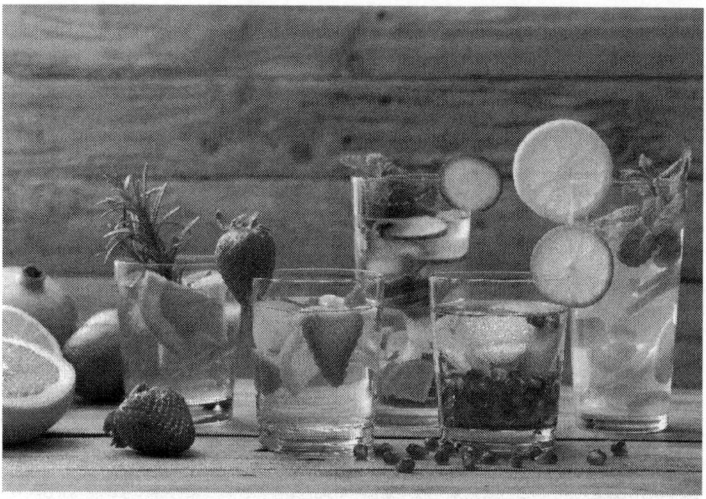

Sicher hast du dich schon gefragt, wann ich zum Thema Ernährung komme. Jetzt ist es so weit. Aber im Sinne der Resilienz-Diät bekommst du von mir keine Ernährungspläne, die du einfach abarbeiten kannst. Ich sage dir auch nicht, was du essen darfst und was nicht. Das hieße, ich entlasse dich aus der Eigenverantwortung. In diesem Kapitel zeige ich dir, ohne Verbote, welche Nährstoffgruppen an Bedeutung gewinnen und welche du getrost etwas reduzieren kannst. Auch hier möchte ich dich ermutigen, auf deinen Bauch zu hören. Folgende Themen habe ich nun für dich zusammengefasst.

Kapitel 4: Ernährung in den Wechseljahren

4.1 Die Grundnährstoffe und ihre Bedeutung

4.2 Gewichtszunahme insbesondere am Bauch

4.3 Optimierte Ernährung

4.4 Motivation, Disziplin und Durchhaltevermögen

4.5 Psychologische Tricks, mit denen es leichter geht.

4.6 Einfluss von Bewegung auf den Abnehmerfolg

In Kapitel 5 erfährst du dann, was es mit der Resilienz-Diät auf sich hat. Hier erfährst du auch, warum die Resilienz-Diät nichts mit Hunger und Verzicht zu tun hat, du aber trotzdem abnimmst, wenn du nach ihr lebst.

Kapitel 4:

Ernährung in den Wechseljahren

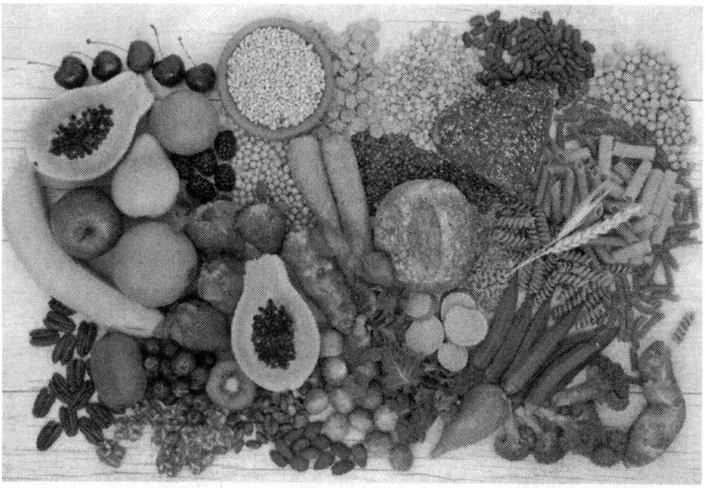

4.1 Die Grundnährstoffe und deren Bedeutung

Ich gehe davon aus, dass dir Teile der nun folgenden Informationen bereits bekannt sind. In jedem Ratgeber zum Thema Ernährung, Abnehmen oder in Kochbüchern stößt du auf die Begriffe Kohlehydrate, Eiweiße und Fette *(Makronährstoffe)* und Vitamine, Minerale und Phytofaktoren *(Mikronährstoffe)*. Mir ist aber wichtig, hier noch einmal auf deren Funktion und körperliche Bedeutung einzugehen, da es sich nur so erklären lässt, warum einseitige Diäten und bestimmte Ernährungsformen keinen andauernden positiven Effekt auf deinen Körper haben, geschweige denn, dass du dein Wunschgewicht erreichen und dauerhaft halten kannst.

Makronährstoffe:

Ich beschreibe Makronährstoffe immer mit: Alles, was du auf dem Teller sehen kannst. Nicht ganz richtig, aber im Gegensatz zu den Mikronährstoffen, die du mit bloßem Auge gar nicht sehen kannst, stimmt das schon. Also gehen wir auf die Reise über unseren Teller.

Kohlehydrate:

Es hat schon seinen Grund, warum ich mit den Kohlehydraten anfange. Oder besser gesagt zwei Gründe. Erstens denke ich, dass das die Nährstoffgruppe ist, die bei Abnehmwilligen bis heute die größte Angst hervorruft und zweitens entscheidet die richtige Auswahl der Kohlehydrate über Erfolg und Misserfolg beim Abnehmen. Wenn du dir überlegst, dass gerade Vertreter der Kohlehydrate die Sesshaftwerdung der Menschheit begünstigt haben, sollten wir ihnen schon die gebührende Aufmerksamkeit schenken. Ich rede vom Anbau und der Kultivierung des Getreides. Was kann denn das Getreide dafür, dass es vom Status „revolutionäre Entwicklung“ zum Übeltäter der „menschlichen Ernährung“ avanciert ist. Kohlehydrate waren und sind ein enorm wichtiger Bestandteil in unserer Ernährung.

Wir unterscheiden zwei KH *(Kohlehydrate)* Formen. Die langkettigen und die kurzkettigen Kohlehydrate. Zu den kurzkettigen KH gehören Einfachzucker, wie Frucht- oder Traubenzucker und Zweifachzucker, wie Laktose oder Maltose.

Vertreter der kurzkettigen KH sind zum Beispiel:

- Bestimmte Obstsorten
- Milchprodukte
- Produkte mit Haushalts-, Rohr- oder Rübenzucker
- Viele Backwaren *(Auszugsmehl)* und Müslis *(Bestandteile)*
- Süßigkeiten

Vertreter der langkettigen KH sind zum Beispiel:

- Getreide und Getreideprodukte
- Kartoffeln
- Gemüse
- Einige Obstsorten
- Nüsse
- Hülsenfrüchte

Langkettige Kohlehydrate werden in Stärke und Ballaststoffe unterteilt. Insbesondere die Ballaststoffe spielen als unverdaulicher Nahrungsbestandteil eine große Rolle für unseren Darm. Da dem Darm eine besondere Rolle zukommt, wenn es ums Abnehmen geht, widmen wir diesem ein extra Kapitel.

Kohlehydrate an sich, sind die wichtigsten Energielieferanten in deiner Ernährung. Zudem helfen sie, Energie zu speichern und den Körper mit wichtigen Baustoffen zu versorgen. Insbesondere dein Gehirn kann ausschließlich Glucose als Energieform nutzen und davon braucht es den ganzen Tag.

Warum aber wird immer wieder so viel Angst vor den Kohlehydraten gemacht? Das hat mit der heutigen Ernährung zu tun. Vorverarbeitete Lebensmittel, Verarbeitung von Auszugsmehlen und die Verwendung von Zucker als Geschmacksträger und Geschmacksverstärker versorgen deinen Körper überwiegend mit Ein- und Zweifachzuckern, also mit kurzkettigen KH.

KH werden im Mund, beim Kauen, teilweise vorverdaut und im Magen-Darm-Trakt dann mit Hilfe von Enzymen vollständig aufgespalten. Aus den Kohlehydratketten wird Glucose, die über die Darmwand in den Blutkreislauf gelangt. Geht Glucose ins Blut, wird Insulin ausgeschüttet. Insulin transportiert Glucose dann zu den Zellen, wo aus Glucose Energie hergestellt wird.

Jetzt stell dir einmal Folgendes vor. Du willst in den Urlaub fahren und überlegst, wie du deine Pflanzen in dieser Zeit wässerst. Du füllst einen Luftballon mit Wasser, hängst ihn über die Pflanzen, damit er nach und nach Wasser abgeben kann. Und nun passiert Folgendes:

1. Beim Anstechen des Luftballons mit einer Nadel *(Er braucht ja ein Loch, um Wasser abgeben zu können.)* zerplatzt der Luftballon. Was passiert? Das gesamte, im Luftballon enthaltene Wasser wird sich mit einem Male über die Pflanze ergießen. Außer dass es natürlich eine große Schweinerei gibt, weil Erde ausgespült wird, hat die Pflanze auch gar keinen Bedarf für so viel Wasser. Die Erde kann es nicht speichern und es läuft ungenutzt in den Untersetzer oder, wenn kein Ablauf da ist, geht die Pflanze evtl. ein.

2. Oder du hast darauf geachtet, die Anstichstelle vorab mit Klebeband zu verstärken, dann wird der gewünschte Effekt eintreten. Das Wasser tröpfelt den ganzen Urlaub über in den Pflanztopf. Die Erde bleibt feucht, die Pflanze zieht nach Bedarf das Wasser und wird blühen und gedeihen.

So möchte ich dir mit einem Bild den Unterschied zwischen lang- und kurzkettigen KH veranschaulichen. Im Szenarium eins, wird sehr vereinfacht die Aufspaltung und Aufnahme von kurzkettigen KH-Ketten beschrieben. Dein Darm hat keine Mühe, aus ihnen Glucose zu gewinnen. Die Glucose wir ohne große Zeitverzögerung in den Blutkreislauf abgegeben. Große Mengen Glucose im Blut erfordern aber auch große Mengen Insulin, Insulin transportiert die Glucose zu den Mitochondrien, den Kraftwerken. Schnell ist der Energiebedarf und somit die Energieproduktion in den Zellen gedeckt. Die nicht benötigte Glucose wird daher in Glykogen umgewandelt und in den Muskel- und Fettzellen für schlechte Zeiten gespeichert. Diese schlechten Zeiten kommen aber eher selten bis gar nicht. Wenn du deine Ernährung nicht überdenkst, folgt eine Insulinflut nach der anderen, die nicht nur die Entstehung von Erkrankungen begünstigen, sondern halt auch dick machen kann.

Im Szenarium zwei, wird sehr vereinfacht die Aufspaltung und Aufnahme von langkettigen KH-Ketten beschrieben. Um diese aufzuspalten, benötigt dein Körper mehr Kraft *(Energie)* und Zeit. Die Glucose tröpfelt ins Blut, der Insulinspiegel steigt und sinkt kontrolliert. Die Zellen verarbeiten die Glucose unmittelbar ohne Zwischenlager zu Energie, die von deinem Körper auch verbraucht werden kann. Aus genau diesem Grund halten Nahrungsmittel, die aus diesen langkettigen KH bestehen, auch so lange satt. Die in ihnen enthaltenen Ballaststoffe sorgen zusätzlich dafür, dass deine Darmflora stark und gesund bleibt und der Heißhunger ausbleibt.

Du siehst, KH bedrohen keinesfalls deine Hüfte, sondern können bei richtiger Auswahl und Menge, deine schlanke Linie fördern. Dazu später mehr.

Fette:

Diejenigen, die sich nicht vor den KH fürchten, fürchten sich häufig vor den Fetten. Lange Zeit hieß es: „Fett macht fett“. Das stimmt aber so auch wieder nicht. Auch Fett ist ein lebensnotwendiger Bestandteil unserer Ernährung. Auch hier kommt es nur darauf an, die richtigen zu wählen. Bei den Fetten ist es eigentlich recht einfach. Tierische Fette reduzieren oder meiden und pflanzliche Fette favorisieren.

Fett ist lebensnotwendig und enthält Fettsäuren, die unser Körper nicht selber herstellen kann. Fett ist ein Multitalent. Fett sorgt dafür, dass wir die lebensnotwendigen fettlöslichen Vitamine E, D, K und A aufnehmen können,

Fett polstert ungeschützte Organe im Bauchraum, Fett hilft als Schutzschicht unter der Hautoberfläche, den Wärmehaushalt zu regulieren und Fett ist mit 9 kcal/g der größte Energielieferant.

Fett unterscheidet man in gesättigte, einfach ungesättigte und mehrfach ungesättigte Fettsäuren.

Gesättigte Fettsäuren stecken vor allem in tierischen Produkten, wie:

- Fleisch und Fleischprodukten (Wurst, Speck)
- Milch und Milchprodukten (Käse, Sahne, Butter)
- Ei (enthält alle Fettsäuren)

Einfach ungesättigte Fettsäuren sind vor allem pflanzlicher Herkunft. Sie stecken zum Beispiel in:

- Oliven und Olivenöl
- Nüsse und Produkten aus ihnen
- Saaten und Produkten aus ihnen
- Kerne und Produkten aus ihnen
- Ei

Mehrfach ungesättigte Fettsäuren findest du in folgenden Produkten:

- Pflanzenöle
- Oliven
- Nüsse und Samen
- Fetter Tiefseefisch
- Ei

Gesättigte Fettsäuren stehen im Ruf, den Cholesterinspiegel zu erhöhen, Arteriosklerose zu begünstigen und im Allgemeinen Herz-Kreislauferkrankungen zu fördern. Den ungesättigten und mehrfach ungesättigten Fettsäuren hingegen spricht man gesundheitsfördernde Eigenschaften zu.

Ich gehöre zu den Menschen, die gegen Verbote sind, weil sie in der Regel nichts bringen. Ich möchte eher zum Nachdenken anregen. Wie ist denn der Mensch ernährungstechnisch konzipiert? Im Ursprung hat sich die Menschheit als Mischköstler auf überwiegend pflanzlicher Basis ernährt. Fleisch gab es nur bedingt, wenn dem Jäger das Jagdglück hold war. Die überwiegende Zeit hat sich der Urmensch von Beeren, Wurzeln, Kräutern und Samen ernährt. Bis heute ist unser Verdauungsapparat weitestgehend darauf ausgelegt und auch angewiesen.

Wenn du nicht sowieso schon eine vegane oder vegetarische Ernährung bevorzugst, ist ein moderater Konsum von Fleisch und Fleischerzeugnissen empfehlenswert. Für deine Figur ist es egal, welches Fett du aufnimmst. Tierisch oder pflanzlich, 1g Fett liefert 9 kcal. Für deine Gesundheit ist es das aber nicht.

Um nicht zu kompliziert zu werden, gehe ich jetzt nicht noch zusätzlich auf die Bedeutung des idealen Verhältnisses von Omega-3- zu Omega-6-Fettsäuren (1:5) ein. Sondern empfehle dir eine gesunde Mischung verschiedener Öle zur Zubereitung deiner Mahlzeiten.

In meiner Küche findet sich und wird viel verwendet: Walnussöl, Leinöl, Olivenöl und Hanföl für die kalte Küche und Rapsöl *(Olivenöl nur bis zu bestimmten Tempera-*

turen) für die warme Küche und zum Braten. Zusätzlich wird empfohlen, viel mehr Fisch zu essen.

Zusammenfassend bleibt zu sagen, Fett ist lebensnotwendig. 2 EL Öl pro Tag reichen aus und belasten nicht deinen Energiehaushalt, wenn du abnehmen willst. Greife eher zu Pflanzenölen anstatt zu tierischen Ölen. Palmöl solltest du meiden, da Bestandteile des gereinigten Palmöls als krebserregend eingestuft werden.

Und wenn wir über Genuss reden, muss man auch erwähnen, dass Fett ein starker Geschmacksträger und Geschmacksverstärker ist.

Eiweiß:

Als zielführendsten Weg, Gewicht zu verlieren, wird eine überwiegend auf Eiweiß basierende Ernährung propagiert. Dabei gehört Eiweiß nur in Ausnahmefällen zu den Energielieferanten. Wenn dein Körper kann, greift er nicht darauf zurück. Solch ein Ausnahmefall ist der Hungerstoffwechsel, der einsetzt, wenn du deinem Körper keine oder nicht ausreichend Kohlehydrate oder Fette zuführst, du also unterhalb des Grundumsatzes bleibst. Zum Beispiel zu Zeiten von Kriegen und klimabedingten Hungersnöten. In diesem Fall ist dein Organismus in der Lage, aus Eiweiß Ersatzenergie zu produzieren. Das dafür benötigte Eiweiß bezieht er zum Beispiel aus der Muskulatur. Genau das tut er auch während einer strengen und langanhaltenden Diät.

Die eigentliche Aufgabe von Eiweiß ist, als Baustoff die Regeneration und die Neubildung von Zellen und Gewebe zu ermöglichen. Eiweißbestandteile, Aminosäuren, sind an der Regeneration und der Neubildung von Muskelfasern, Organen, Haaren, Nägeln, Haut, Sehnen, Knorpeln und Blutbestandteile beteiligt. Weiterhin ist Eiweiß am Sauerstofftransport und am Transport von Fetten beteiligt. Eiweiß wird benötigt, um bestimmte Stoffe speichern zu können, sorgt dafür, dass sich deine Muskeln zusammenziehen und entspannen können und repräsentiert Antikörper im Immunsystem. Dein Körper benötigt 20 Aminosäuren, von denen 8 essentiell sind und im Körper nicht selber hergestellt werden können. Diese musst du also über die Nahrung aufnehmen. Geh davon aus, dass Eiweiß in irgendeiner Art und Weise an allen Stoffwechselprozessen beteiligt ist.

Von dieser Warte aus, ist mit Sicherheit darauf zu achten, dass du ausreichend Eiweiß zu dir nimmst. Außerdem steigt mit dem Alter auch der Bedarf an Eiweiß *(Muskelerhalt).*

Auch beim Eiweiß unterscheiden wir zwischen tierischen und pflanzlichen Eiweißen. Auch hier sollte die Konzentration, der Menge und Häufigkeit, bei den pflanzlichen Eiweißen liegen. Jedoch ist das tierische Eiweiß für unseren Körper besser verwertbar. Man bezeichnet das auch als biologische Verwertbarkeit. Das hängt damit zusammen, dass wir im Aufbau mehr einem Tier als einer Kichererbse ähneln.

Im Sportbereich, gerade im Leistungssport findest du daher keine rein pflanzlichen Proteindrinks *(zumindest sind mir keine bekannt).*

Und trotzdem sprechen einige gesundheitliche Gründe dafür, den überwiegenden Anteil der Nahrungseiweiße aus pflanzlichen Quellen zu decken, die es im Übrigen in reichlicher Menge gibt und die dazu noch sehr lecker sind. Tierische Eiweiße können den Cholesterinhaushalt ungünstig beeinflussen, enthalten Purine und ungesunde Fette. Gerade die Purine sorgen für eine Anreicherung von Harnsäure im Blut, was die Entstehung von Gicht begünstigt.

Zu den tierischen Eiweißen gehören zum Beispiel:

- Fleisch und Geflügel
- Fisch und Meeresfrüchte
- Eiklar
- Milch und Milchprodukte

Pflanzliche Proteine findest du in:

- Hülsenfrüchten
- Nüsse, Samen, Kerne
- Soja
- Einigen Gemüsesorten
- Pilze
- Getreide

Durch eine clevere Kombination von verschiedenen Eiweißquellen deckst du mit geringer Menge deinen Tagesbedarf. Eines meiner Lieblingsgerichte war und ist Kartoffeln mit Quark, Zwiebeln und Leinöl. Dieses Gericht kenne ich noch von meiner Oma. Für die Veganer gibt es heute schon sehr schmackhafte Quarkersatzprodukte.

Die DGE gibt den empfohlenen Tagesbedarf an Eiweiß mit 0,8 – 1,2 g/kg Körpergewicht an. Einzelne Studien weisen darauf hin, dass es ruhig mehr sein darf und landen bei 2,0 – 2,2 g / kg Körpergewicht.

Wie bei deiner gesamten Ernährung bitte auch hier nicht rechnen, sondern darauf achten, dass du bei jeder Mahlzeit eiweißreiche Lebensmittel dabeihast.

Beispiele:

- Rührei mit Pilzen
- Salat mit Nüssen
- Brühe mit Tofu oder Hühnchen
- Desserts aus Seidentofu (da gibt es mega leckere Varianten) und, und, und

Mikronährstoffe:

Mit den Mikronährstoffen halte ich mich kurz, da sie nur in gewissen Bereichen etwas mit deinem Abnehmerfolg zu tun haben. Diese Nahrungsbestandteile gehören mal in ein extra Buch, da sie gravierenden Einfluss auf deine Alterungsprozesse und deine Gesundheit im Allgemeinen haben. Ich würde es aber als unvollständig empfinden, diese nicht wenigstens angesprochen zu haben.

Vitamine:

Vitamine sind Verbindungen, die keine Energie liefern, aber an deren Bereitstellung beteiligt sind. Sie können vom Körper nicht oder nicht in vollem Umfang selber produziert, müssen also über die Nahrung aufgenommen werden. Vitamine sind an allen Stoffwechselprozessen und an der Blutbildung beteiligt.

Man unterscheidet fett- und wasserlösliche Vitamine.

Wasserlösliche Vitamine kann der Körper nicht speichern, daher müssen diese regelmäßig zugeführt werden. Von wasserlöslichen Vitaminen kann man nicht genug bekommen, da der Körper diese ausscheidet, wenn er sie nicht benötigt. Zu diesen Vitaminen gehört die Gruppe der B-Vitamine und Vitamin C. (Ein zu viel an Vitamin C quittiert dein Körper zum Beispiel mit Durchfall.)

Bekannt ist, dass wasserlösliche Vitamine in Obst und Gemüse vorkommen. Insbesondere Zitrusfrüchte und Beeren werden hier immer genannt. Wasserlösliche Vitamine sind aber auch in Innereien, Nüssen, Vollkornprodukten, Eiern, Hülsenfrüchten, Fisch, Fleisch, Bohnen, Feldsalat, Sojabohnen, Walnüssen, Haferflocken, Weizenkeimen, Leber, Grünkohl und Erbsen enthalten.

Fettlösliche Vitamine hingegen kann der Körper speichern. Zu den fettlöslichen Vitaminen gehören die Vitamine E, D, K, und A. Um fettlösliche Vitamine nutzbar zu machen, benötigt es, wie der Name schon besagt, Fett. Fettlösliche Vitamine sind unter anderem in Leber, Milchprodukten, Fischöl und Soja enthalten.

Kennst du noch das wunderschön rosig aussehende Möhrchen Baby? Gibt eine Mutter ihrem Säugling viel Karottensaft, wird das darin enthaltene Betakarotin (Provitamin A) zur Bildung von Vitamin A genutzt. Wird gerade kein Vitamin A benötigt oder nicht so viel davon, wird Betakarotin im Bindegewebe zwischengespeichert, dort sorgt es für eine bräunlich-orange Färbung. Dort liegt es so lange, bis der Körper es benötigt. Fällt der Möhrensaft weg und ist das Betakarotin verbraucht, verschwindet auch der rosige Farbton. Mit dieser Methode kann man sich auch effektiv vor Sonnenschäden schützen.

Vitamine sind jedoch wahre Sensibelchen. Im Umgang mit ihnen benötigst du Fingerspitzengefühl.

Auch wenn jedes Vitamin etwas anders reagiert, gilt für alle, sie mögen keine Hitze, kein Licht und keinen Sauerstoff. Das heißt, dass die Transportwege der vitalstoffreichen Lebensmittel so kurz wie möglich sein sollten. Bewahre dein Obst und Gemüse wenn möglich lichtgeschützt auf und vermeide zu große Hitze. Auch können Vitamine im Wasser ausgewaschen werden. Vermeide es also, dass deine Lebensmittel lange in Wasser liegen bleiben.

Minerale:

Minerale *(Spuren- und Mengenelemente)* sind wie Vitamine essentiell, müssen also mit der Nahrung aufgenommen werden. Auch sie liefern keine Energie, sind aber an der Energiebereitstellung maßgeblich mit beteiligt. Minerale sind unter anderem an der Produktion von Magensaft beteiligt, tragen zur normalen Funktion der Nerven bei *(Muskelreize)* bei, sorgen für starke Haare, Nägel und Knochen, beeinflussen den Eiweißstoffwechsel und den Schlaf-Wach-Rhythmus und vieles mehr.

Wichtige Mineralienträger sind bestimmte Pilze, Käse, Nüsse, Spinat, Soja und Fisch.

Im Gegensatz zu den Vitaminen ist der Umgang mit ihnen nicht ganz so schwierig. Minerale sind nicht hitzeempfindlich. Beim Kochen können sie jedoch ins Kochwasser übergehen. Besonders schonende Zubereitungsarten sind Garen, Dämpfen und Dünsten. Oder du verwendest das Kochwasser für deine Soßen.

Ballaststoffe:

Ballaststoffe sind langkettige Kohlehydrate, die jedoch vom Körper nicht verdaut werden können und auch keine Energie liefern. Warum sind diese als Nahrungsbestandteil so enorm wichtig?

Heute weiß man, dass Ballaststoffe wie Getreideschalen, Fäden von Bohnen oder andere Pflanzenfasern für die Darmgesundheit wichtig sind. Ballaststoffe regulieren die Verdauung, verhindern Verstopfungen und machen lange satt. Sie verhindern vor allem auch Heißhunger, sie nähren deine Darmflora, die entscheidend daran beteiligt ist, ob du abnehmen kannst oder auch nicht. Nähere Informationen hierzu bekommst du im Bonusteil.

Ballaststoffe werden unterteilt in lösliche und unlösliche Ballaststoffe.

Lösliche Ballaststoffe stecken vor allem in Obst und Gemüse. Vielleicht hast du schon einmal von Pektin, Inulin, Oligofruktose oder Beta-Glucane gehört.

Lösliche Ballaststoffe haben die Fähigkeit im Darm viel Wasser zu binden. Daher vergrößert sich das Volumen des Nahrungsbreis. Dies führt wiederum dazu, dass du lange satt bleibst. Außerdem nähren die löslichen Ballaststoffe deine Darmbakterien. Aber Achtung! Trinkst du nicht ausreichend Flüssigkeit, können die löslichen Ballaststoffe auch nicht ausreichend quellen. Das kann zu einem harten Stuhlgang führen.

Wo stecken viele lösliche Ballaststoffe drin:

- Hülsenfrüchte
- Chicorée
- Artischocke
- Schwarzwurzel
- Weizen

- Lauchgewächse
- Spargel
- Stängel, Kerne, Schalen (Pektin)
- Gerste
- Hafer
- Kartoffeln

Unlösliche Ballaststoffe wie Lignin oder Zellulose hingegen lösen sich nicht im Wasser. Die pflanzlichen Faserstoffe sorgen dafür, dass sich das Stuhlvolumen vergrößert und somit der Darm bewegt wird, was die Ausscheidung des Stuhls beschleunigt.

Eine beschleunigte Ausscheidung der Nahrungsreste ist enorm wichtig und führt zu einer verbesserten Darmgesundheit, verhindert Ablagerungen und die Entstehung von Geschwüren.

Unlösliche Ballaststoffe stecken vorrangig in Getreide, Pseudogetreide und in Hülsenfrüchten.

Mindestens 30g Ballaststoffe solltest du am Tag über die Nahrung aufnehmen. Ballaststoffe helfen dir bei der Gewichtsabnahme. Ballaststoffreiche Lebensmittel musst du in der Regel länger kauen, wodurch das Sättigungsgefühl bereits nach einer kleinen Menge einsetzt. Durch die Vergrößerung des Volumens des Nahrungsbreis im Darm bleibst du länger satt und die Sättigung setzt früher ein. Weniger Nahrungsaufnahme führt zu weniger Energieaufnahme und damit zur Gewichtskontrolle.

Zusammenfassung:

Ich hoffe, ich konnte dir aufzeigen, dass alle Nahrungsbestandteile wichtig sind. Für dich ist es nur wichtig, dass du auf die Menge und die Qualität der Nahrungsbestandteile achtest. Vermeide vorverarbeitete und mit Zusatzstoffen vollgepumpte Lebensmittel. Lies öfters mal Verpackungen. Light Produkte haben durch den Austausch von Fett zu Zucker als Geschmacksverstärker, oftmals schlechtere Nährwerte als ihre „normalen“ Varianten. Koche so oft wie möglich frisch und verwende regionale und saisonale Produkte. Entspanne dich im Umgang mit deinen Lebensmitteln und Mahlzeiten und höre auch beim Essen auf deine körperlichen Signale. Dein Körper teilt dir mit, was er möchte und in welcher Menge. Mit zunehmendem Alter steigt dein Bedarf an Vitalstoffen, aber der Gesamtbedarf an Nahrung sinkt. Daher sind Nahrungsergänzungsmittel eine gute Alternative, aber denke daran, sie sind nur eine Ergänzung und kein Ersatz. Zudem bringen sie auch keinen Genuss. Welchen zusätzlichen Bedarf du hast, kannst du anhand deines Blutbildes ermitteln lassen. Aber auch muss ein Fachmann / -frau die richtigen Werte nehmen und auswerten.

4.2 Gewichtszunahme, insbesondere am Bauch

Bereits mit 40 stellen die meisten Frauen fest, dass sie stärker zu-, aber immer schwerer abnehmen können. Was noch mit Mitte 30 mit einer kurzen FdH Phase *(Friss die Hälfte)* getan war, funktioniert dann nicht mehr. Jede Frau ist anders und daher wirken sich die hormonellen und körperlichen Veränderungen auch bei jeder anders aus. Aber egal, was die Frauen belastet, viele wissen nicht, wie sie damit umgehen können.

Aus medizinischer Sicht ist eine leichte Gewichtszunahme in den Wechseljahren normal und auch wünschenswert. Ich weiß, bei diesem Gedanken zuckst du vielleicht gerade zusammen, da du dir dieses Buch nicht gekauft hast, um von mir zu hören: „Liebe jedes Gramm an dir."

Das meine ich auch nicht. Was ich meine ist, sich selber zu überprüfen, ab wann empfandest du dein Gewicht als wirklich zu viel. Ab wann hast du dich auf den Weg gemacht, wirklich nach Lösungen zu suchen? Bestimmt nicht nach den ersten zwei Kilos. Vielleicht waren auch 5 kg Gewichtszunahme noch O.K. Also ab wann war es zu viel - 10 kg, 15 kg oder mehr? Ich lade dich ein, kurz innezuhalten und darüber nachzudenken, wieviel Gewicht du wirklich verlieren musst, um wieder dein Wohlfühlgewicht zu erreichen? Sind es wirklich 10 kg oder 15 kg?

Ich möchte dir ein Beispiel geben. Ich hatte eine Klientin, die zu mir mit dem Wunsch kam, 15 kg abzunehmen. Das war das Gewicht, welches sie im Kopf hatte und sich auf alten Fotos widerspiegelte. Fotos, die eine junge, lachende, schlanke Frau zeigten. In den ersten Meetings haben wir uns darüber unterhalten, was sie alles gern loswerden würde. Körperlich und emotional. Da waren die schlechtere Beweglichkeit und das Keuchen bei den kleinsten Anstrengungen, der Bauch, der über die Hose hing, das Hautbild, was sich verändert hatte, die Blicke, die sie glaubte zu empfangen oder die Kleider, die sie wieder tragen wollte, die noch ganz hinten im Schrank hingen. Die Beziehung war belastet, weil ihr Mann ihr sagte, dass er sie trotzdem liebt und sie schön findet und sie das nicht glauben konnte.

Nachdem ich mir das alles angehört hatte, fragte ich sie Folgendes. Wenn ich zaubern und dir sofort 15 kg von den Hüften nehmen könnte, was würde sich in deinem Leben ändern? Ich habe richtig gespürt, dass sie loslegen wollte mit den Aufzählungen. Und dann hat sie doch innegehalten. Sie hat überlegt, weil sie ja ahnte, dass es keine einfache Antwort gibt, und dann nach einer gefühlten Ewigkeit gesagt: „Wahrscheinlich nichts."

Ganz so ist es vielleicht nicht. Natürlich ändert sich etwas, vor allem in der körperlichen Beweglichkeit, Gesundheit und auch im persönlichen Wohlgefühl.

Wir haben uns dann viel über ihr Leben unterhalten und immer stand die Frage im Raum, wie konnte es zu 15 kg mehr kommen? Liegt das wirklich nur an den Wechseljahren, an der hormonellen Umstellung? Und warum trifft es dann nicht alle Frauen ab 40?

„Was war zuerst da? Die Unzufriedenheit oder der Bauch?"

Auf jeden Fall sagte sie mir eines Tages, ohne dass ich sie gefragt hatte: „Weißt du was Sabine, wenn ich ehrlich bin, will ich gar nicht mehr 15 kg abnehmen. 7-10 kg wären völlig ausreichend. Viel wichtiger ist, mir geht es jetzt richtig gut."

Warum habe ich dir dieses Beispiel erzählt, außer dass ich beim Aufschreiben schon wieder Pippi in die Augen bekommen habe.

Wenn ich davon spreche, dass eine Gewichtszunahme in den Wechseljahren medizinisch empfohlen und wünschenswert ist, hat das nichts mit Aufgeben zu tun, sondern mit Selbstliebe und körperlicher Reflexion. Und darauf werden wir jetzt näher eingehen.

Wieviel Gewichtszunahme ist zu viel? In der Fachliteratur wird dieses zu viel immer noch am BMI festgemacht. Da heißt es, dass eine Frau im Normalfall einen BMI von 19-25 haben sollte, ab 25 gehört man ins Übergewicht. Ich persönlich halte den BMI *(wie übrigens andere Ernährungsberater, Ärzte und Wissenschaftler auch)* nicht mehr für zeitgemäß. Ich gebe nur ein Beispiel. Legt man den BMI zugrunde, wären Arnold Schwarzenegger, Sylvester Stallone und Jean-Claude-Van-Damme in ihren besten Jahren, fettleibig gewesen. Der BMI unterscheidet bei der Berechnung nicht, wie sich das Gewicht zusammensetzt. Überwiegt Muskelmasse oder Fett?

Wenn ich mich schon an eine Formel halten soll, ohne den Menschen gesehen zu haben, kann ich mich schon eher mit dem „Body-Adiposity-Index (BAI) anfreunden. Hier wird nämlich der tatsächliche prozentuale Körperfettanteil gemessen. Bei Frauen zwischen 39 und 59 Jahren liegt dieser zwischen 23 % und 35 %. Die dabei zulässige Schwankung von 12 % ist aber auch schon wieder zu hinterfragen.

Die einfachste, sicherste und unkomplizierteste Methode ist nach meinem Empfinden, der Blick in den Spiegel und die eigene körperliche Einschätzung.

Eine weitere Möglichkeit ist, mittels eines Bluttests und einem Gesundheitscheck bei deinem Hausarzt festzustellen, ob Werte wie Blutzucker und LDL Cholesterin, Anlass für Bedenken geben.

Wie verändert sich aber dein Körper in der zweiten Lebenshälfte, so dass es eine Gewichtszunahme begünstigt. Wenn du dich daran erinnerst, wie beim Energiebedarf der Grundbedarf errechnet wurde, kennst du einen Grund. Mit zunehmendem Alter sinkt der Energiebedarf von Haus aus, da sich bestimmte Stoffwechselprozesse verlangsamen. Eine 50-jährige Frau benötigt ca. 400 kcal weniger als eine 25-jährige Frau.

Dazu kommt, dass mit zunehmendem Alter immer mehr Muskulatur verloren geht und auch nur noch bedingt aufgebaut wird, diese verbraucht jedoch die meiste Energie.

Da du das aber nicht bewusst wahrnimmst und du dadurch auch nicht anders isst als vorher oder auch nicht mehr Sport machst als sonst, nimmst du zu.

Wenn sich die Depots nicht ausgerechnet am Bauch ansiedeln würden, würdest du das vielleicht gar nicht so kritisch sehen. Für deinen Körper ist die Fetteinlagerung eine notwendige Aktivität, da mit dem Alter auch das Risiko, schwer zu erkranken, steigt und er für diesen Notfall Energie zurückbehält. Das ist auch der Grund, aus dem Mediziner einen etwas fraulicheren Körper nicht als bedenklich ansehen, ganz im Gegenteil. Wenn du meiner Empfehlung folgst, beschäftigst du dich auf dem Weg zu deinem Wohlfühlgewicht, ausschließlich mit dir selber. Frage dich, wie es dir gesundheitlich geht, wie es dir emotional geht und ob du dich wohl fühlst im Alltag. Und dann triff eine Entscheidung. Diese kannst du dann nämlich auch tragen und als normale Umstellung akzeptieren. Mehr dazu, wenn es um das Thema Motivation, Disziplin und Durchhaltevermögen geht.

Du wirst dich bestimmt beim Lesen der vorangegangenen Themen gefragt haben, was du noch alles bedenken und berücksichtigen sollst und dann wiederum auch nicht. Glaub mir, ich weiß wie es dir geht, denn mir ging es nicht anders. Zu ein und demselben Thema gibt es mindestens 10 Meinungen. Deshalb plädiere ich immer wieder dafür, dass du dich mehr auf dich verlässt, ich verspreche dir, das kannst du lernen.

Und jetzt muss ich noch mit einem Mythos aufräumen, der dir nicht gefallen wird. Du kannst nicht bestimmen, wann und wo dein Körper zuerst Fettdepots auflöst. Du kannst also keine Diät oder Ernährungsumstellung durchführen, die speziell gegen das Bauchfett vorgeht. Dein Körper entscheidet das alleine. Jede Frau ist hier individuell veranlagt. Das wiederum hat etwas mit deiner Genetik zu tun. Im Bereich Bewegung zeige ich dir aber auf, wie du durch gezielten Sport das Erscheinungsbild wesentlich verbessern kannst. Bei mir ist der Bauch immer das letzte gewesen, was zurückging.

Je mehr überschüssiges Körperfett du abbaust, desto sicherer kannst du sein, dass die erwünschten Stellen auch dabei sind.

Zusammenfassung:

Ungefähr zu Beginn des 40-sten Lebensjahres treten einige biologische Veränderungen in Kraft. Die Sexualfunktionen werden eingestellt, es kommt zu hormonellen Veränderungen, die auch eine Verschiebung der Fetteinlagerung, zu Ungunsten des Bauches, zur Folge haben.

Durch verlangsamte Stoffwechselprozesse sinkt der Energiebedarf. Eine 50-jährige Frau benötigt etwa 400 kcal weniger als eine Frau mit 25.

Mit steigendem Alter wird Muskulatur abgebaut, was ebenfalls einen sinkenden Energiebedarf zur Folge hat.

Berücksichtigst du das nicht bei der Nahrungsaufnahme und deinem Bewegungsprofil, nimmst du zu und das in erster Linie am Bauch.

4.3 Optimierte Ernährung

Wenn du mich fragst, gibt es nicht DIE eine Ernährungsform, die die Richtige ist. In deiner Ernährung sollten geschmackliche Vorlieben, Nahrungsmittelverträglichkeit und Nahrungsmittelpräferenzen mitberücksichtigt werden. Und doch gibt es ein paar Dinge, die du beachten solltest, wenn du dich rundum wohlfühlen und zu deinem Wohlfühlgewicht zurückfinden möchtest. So wie sich der Energiebedarf verändert hat, so hat sich auch der Bedarf an bestimmten Nährstoffgruppen verändert, auch wenn du sie alle noch benötigst.

Aber gehen wir der Reihe nach vor und orientieren uns dabei an der Zusammenfassung des letzten Kapitels.

1.) Gesunkener Energiebedarf!

Wir hatten uns im Vorfeld angeschaut, welche beiden großen Energieträger es gibt, Kohlehydrate und Fette.

Wenn dein Körper entscheiden kann, wählt er zuerst Glucose gewonnen aus Kohlehydraten, bevor es sich an das schwerer zugängliche Fett heranwagt.

Wenn du weniger Energie benötigst, solltest du natürlich auch weniger aufnehmen. Ein nicht zu vernachlässigender Aspekt dabei ist der Hunger oder meistens eher der Appetit. Wenn die Portionen kleiner oder eher weniger werden, kommt es darauf an, die richtigen Kohlehydrate zu wählen. Nämlich die, die schnell und lange satt machen und lange satt halten.

Was du essen solltest:

Kohlehydrate:

1. Ballaststoffreiche Vollkornprodukte: Ballaststoffe haben eine positive Wirkung gegen einen trägen Darm und machen lange satt. Vollkornprodukte enthalten die erwünschten langkettigen Kohlehydrate, die deinen Blutzuckerspiegel konstant halten und du somit lange satt und ohne Heißhunger bleibst. Greif doch mal zu Lebensmitteln wie **Vollkornbrot, Vollkornnudeln und -reis, Bulgur, Quinoa, Amaranth, Hirse, ungeschälter Buchweizen oder Haferflocken.**

2. Den überwiegenden Anteil deiner Kohlehydrate solltest du nun aus Gemüse beziehen. Eine überwiegend vegetarische oder vegane Ernährung ist sehr zu empfehlen. Du wirst staunen, wie gut und lange Gemüse satt macht. Wenn du dich zudem regional und saisonal ernähren möchtest *(Thema Vitalstoffe)*, sind diese Gemüsesorten ideal: **alle Kohlsorten (Blumenkohl, Brokkoli, Weiß- und Rotkohl, Wirsingkohl, Grünkohl, Rosenkohl), aber auch Kartoffeln, Möhren und Fenchel.** Den höchsten Anteil an Kohlenhydraten und Ballaststoffen haben **Spargel, Sellerie, Auberginen, Pilze, Pastinaken und Radieschen.** Gemüse solltest du immer mit etwas hochwertigen Pflanzenölen kombinieren, um die fettlöslichen Vitamine aufnehmen zu können.

3. Auch Obst liefert gute Kohlehydrate. Hier jedoch nur 2 Portionen am Tag, da Obst auch viel Fructose mitbringt. Ein Saft oder eine Saftschorle sind lecker und auch nicht verboten, aber bedenke,

dass die Säfte nur so vor Fruchtzucker strotzen. Da die Ballaststoffe *(die Fruchtfasern)* nicht mehr dabei sind, geht der Fruchtzucker ungebremst als Energie ins Blut. Iss lieber den Apfel. Neben einem tollen Geschmack sind hier auch noch die Ballaststoffe enthalten, die die Aufnahme des Fruchtzuckers ausbremsen. Besonders **Äpfel, Birnen, Zitrusfrüchte, Kiwis und Beeren** haben einen hohen Anteil an Ballaststoffen und Kohlehydraten. Eine gute Alternative zu frischem Obst ist auch **Trockenobst wie Datteln, Feigen, Aprikosen oder Apfelchips**. Bei Trockenobst ist es aber wichtig, darauf zu achten, dass keine weiteren Zucker oder Zuckerersatzstoffe zugefügt oder diese mit Schwefel behandelt wurde.

4. Solltest du doch einmal Appetit zwischendurch bekommen, kannst du auch einmal eine Hand voll Nüsse essen. Da Nüsse ziemlich viel Energie haben, aber nicht das befriedigende Erlebnis einer Mahlzeit bieten, solltest du hier auf **Macadamianüsse, Mandeln oder Paranüsse** zurückgreifen, da diese im Verhältnis zu anderen Nüssen wenig KH haben. Verzichte darauf, dass sie gezuckert oder gesalzen sind. Natur pur ist am besten.

Fette:

1. Um das steigende Risiko, an Herz-Kreislauf-Erkrankungen zu erkranken, zu berücksichtigen, gewinnt die Aufnahme von hochwertigen Fetten an Bedeutung. Auf tierische Fette und pflanzliche Fette wie Sonnenblumen Öl, Distelöl, Kokosöl und Palmöl solltest du verzichten oder deren Gebrauch einschränken, da diese auf Grund ihrer Zusammensetzung die Blutfette negativ be-

einflussen und zudem Entzündungen im Körper fördern können. Wenn wir darüber sprechen, die Energieaufnahme über Fett zu reduzieren, solltest du auch immer daran denken, dass Fleisch und Wurst von Haus aus schon einen Fettanteil mitbringen. Wenn du nicht auf tierische Produkte verzichten möchtest, reduziere deren Genuss auf 1-2-mal pro Woche. Beim Zubereiten verwende **Olivenöl, Leinöl, Sesamöl, Walnussöl, Hanföl oder Rapsöl. 2 EL am Tag** reichen aus, um den Bedarf zu decken. Auch andere Produkte zum Beispiel Getreide und Getreideprodukte enthalten einen natürlichen Anteil an Fettsäuren.

2.) Abbau der Muskulatur

Natürlich benötigt dein Muskel Impulse durch Belastung, um erhalten zu bleiben oder zu wachsen. Er benötigt aber auch eine Baustoffbasis, die aus Eiweißen bezogen wird. Eine eiweißreiche Ernährung gewinnt mit zunehmendem Alter an Bedeutung. Eiweiß macht zudem lange satt. In der Regel gibt es in der Welt der Lebensmittel kein isoliertes Eiweiß. Lebensmittel enthalten oft eine Kombination aus Kohlehydraten, Fetten und Eiweißen. Es gibt aber Lebensmittel, die einen besonders hohen Anteil an Eiweiß enthalten. Das beste Beispiel ist **Thunfisch.**

Was du essen solltest:

1. Tierische Produkte enthalten von Haus aus viele Proteine und sind in der biologischen Wertigkeit, das ist das Maß, indem sie vom menschlichen Körper genutzt werden können, höher als bei pflanzlichen Eiweißen. Trotzdem solltest du ihren

Verzehr auf 1-2-mal pro Woche beschränken. Die meisten tierischen Eiweiße sind enthalten in: **Thunfisch, Ei, Hühnchen und Wild, fettarmer Joghurt, Hüttenkäse, Magerquark.**

2. An den anderen Tagen kannst du deinen Eiweißbedarf locker durch pflanzliche Eiweiße decken. Auch für dein Verdauungssystem sind pflanzliche Quellen besser. Der Verdauungstrakt hat es bei der Verdauung von Fleisch nicht einfach. Das zeigt er dir mit Verdauungsproblemen und Fäulnisbildung. Probiere doch einmal die vielen hervorragenden pflanzlichen Eiweißquellen. Zu denen gehören: **Hülsenfrüchte (Soja, Bohnen, Kichererbsen, Linsen, Erbsen) Tofu, Seitan, Sojadrink Natur, Sojajoghurt, Joghurt aus Raps oder Lupinen.** Aber auch Getreide und Pseudogetreide wie **Reis, Amaranth, Dinkel, Quinoa, Hafer und Hirse** sind reich an Eiweiß. Auch bei den Nüssen gibt es sehr eiweißreiche Varianten so zum Beispiel **Erdnüsse, Mandeln, Haselnüsse oder Walnüsse.** Wenn du jetzt den Kohlehydratanteil mit einbeziehst, haben **Mandeln** das beste Verhältnis von Eiweiß und Kohlehydraten.

Damit du nicht schon wieder anfangen musst zu zählen oder zu rechnen, kombiniere zu jeder Mahlzeit eine Portion Eiweiß.

3.) Abbau von Knochenmasse / Osteoporose

Das Thema Knochenmasse Abbau hatten wir im Vorfeld noch nicht betrachtet. Da deine Ernährung aber auch dieses Feld beeinflusst, möchte ich hier darauf eingehen. Der Knochenstoffwechsel ist sehr komplex und wird durch verschiedene Komponenten beeinflusst. Ein gesunder Mensch baut die Knochendichte bis zum ca. 35. Lebensjahr auf. Danach verliert er pro Jahr ca. 1%. Sinkt die Knochendichte schneller, bezeichnet man das als Knochenschwund. Du kannst selber sehr stark Einfluss nehmen auf die Stärke deiner Knochen.

Knochenschwund wird in den Wechseljahren durch den sinkenden Östrogenspiegel begünstigt. Aber auch bestimmte Medikamente oder Erkrankungen, wie die Erkrankung der Schilddrüse können eine Rolle spielen.

Die Knochendichte nimmt aber auch ab, wenn du dich kalziumarm ernährst und dich unzureichend bewegst. Und da sind wir nun doch wieder bei der Ernährung. Die Bedeutung von kalziumreicher Ernährung nimmt zu. Bespiele hierfür können Beerenobst mit Joghurt, Vollkornbrot mit Hüttenkäse oder Gemüse wie Brokkoli sein.

Das solltest du essen:

- Milch und Milchprodukte, wie Quark, Käse und Joghurt (Achtung wirkt sich ungünstig auf dein Cholesterin aus)
- Grünes Gemüse wie Fenchel, Grünkohl, Brokkoli, Mangold, Lauch und Spinat
- Obst insbesondere Beerenobst wie Brombeeren, Himbeeren, Johannisbeeren
- Nüsse, Sonnenblumenkerne, Haselnüsse, Mohn, Sesam
- Ei
- Vollkornprodukte, kernige Haferflocken, Sojamehl
- Gewürze und Kräuter

- Mineralwasser
- Ölsardinen und Salzheringe

Täglich solltest du 1.000 mg Kalzium aufnehmen. Um regelmäßig diese Menge über Nahrungsmittel zu beziehen, musst du dich schon sehr bewusst ernähren. Gerade dann, wenn du mit steigendem Alter sowie weniger essen solltest, um dein Gewicht zu halten. Daher macht es Sinn, sich bestimmte Minerale und Vitamine über Nahrungsergänzungsmittel zuzuführen. Lass dich hier beraten, so dass du naturbelassene Nahrungsergänzungsmittel findest. Das wiederum hat etwas mit der Aufnahmefähigkeit in deinem Körper zu tun. Wenn du, wie im Vorfeld besprochen, dein Blut untersuchen lässt, lass doch gleich deinen Vitamin D Status mitbestimmen. In der Regel ist dieser viel zu niedrig. An der Einlagerung von Kalzium ist Vitamin D beteiligt und unbedingt erforderlich.

Bestimmt ist dir ein relativ neuer Trend aufgefallen, dem ich mich auch nicht entziehen konnte. Sprossen ziehen. Sprossen enthalten viele Vitamine und Minerale und frischer, als in der Küche gezogen, bekommst du sie nirgends. Ich habe jedes Mal viel Freude daran zuzusehen, wie sie von Tag zu Tag mehr keimen und wachsen und noch viel mehr sie zu genießen.

Zusammenfassung:

Die eine, richtige oder falsche Ernährungsform gibt es nicht. Eines ist aber Fakt, Diäten machen dich auf Dauer weder schlank noch glücklich oder gesünder. Ein gesunder Menschenverstand und das Wissen, wie sich dein Körper mit zunehmendem Alter verändert, ist alles, was du wissen musst. Stress und eine belastete Psyche führen häufiger zu Übergewicht als die hormonelle Umstellung.

Wenn du dich an ein paar wenigen Dingen orientierst, zusätzlich ein wenig Geduld mitbringst, ist das alles, was du brauchst. Die Anzahl der Mahlzeiten und die Menge steuert deine Intuition und nicht die Tageszeit, der Terminplan oder alte Gewohnheiten. Ernähre dich überwiegend von pflanzlichen Lebensmitteln und kombiniere diese mit hochwertigen Kohlehydraten und Fetten. Orientieren kannst du dich hier an der Mittelmeerküche. Versuche, immer häufiger Genuss und Freude über Kalorienzählen zu stellen. Bewege dich mehr. Bewegung mindert den Appetit, verbraucht Energie und hält dich gesund und beweglich.

Verzichte auf den übermäßigen Konsum von Zucker, Süßigkeiten, Weißmehlprodukten und Alkohol. Prüfe den Bedarf an Nahrungsergänzungsmitteln.

Und denk immer daran, du bist das Beste und schönste, dass du je bekommen konntest.

Flüssigkeit:

Ein sehr wichtiger Aspekt deiner Ernährung ist die Flüssigkeitsaufnahme. Häufig haben wir Frauen eine Herausforderung mit dem Trinken. Alle meine Klientinnen bestätigen mir, dass sie das Trinken schlichtweg vergessen und mir ging es genauso. Dabei ist gerade die Aufnahme von Flüssigkeit ein so wichtiger Aspekt für einen gesunden, attraktiven und schlanken Körper.

Du weißt, dass du trinken solltest, aber nicht warum, wieviel und was? Und vor allem wie schaffst du es, dass du regelmäßig und ausreichend trinkst?

Der Mensch besteht zu etwa 70% aus Wasser und das aus gutem Grund.

- Wasser bestimmt die Konsistenz deines Blutes,
- Wasser ist an allen Stoffwechselprodukten beteiligt,
- Wasser unterstützt die Ausscheidung der Stoffwechselabfallprodukte und ist beteiligt an der Ausscheidung von Giftstoffen,
- Wasser sorgt für eine pralle Haut,
- Wasser reguliert die Verdauung und den Stuhgang.

Trinkst du zu wenig, äußert sich das als erstes mit Kreislaufstörungen, Müdigkeit, Kopfschmerzen und Verstopfungen.

Hunger und Durst sind zwei überlebenswichtige Signale, die dein Körper aussendet, die du aber nicht so einfach voneinander unterscheiden kannst. In der Regel kommt es dadurch zu Fehlinterpretationen. Du deutest Durst als Hunger und nimmst Nahrung auf. Nahrungsenergie, die dein Körper nicht benötigt und daher als Reserve in die Fettdepots schiebt.

Wie aber erkennst du, ob du ausreichend trinkst? Mittlerweile ist sich die Wissenschaft darüber einig, dass es keine feste Trinkmenge gibt und jeder Mensch einen individuellen Bedarf hat. Dieser Bedarf wird auch durch die Art der Ernährung bestimmt. Wenn du dich sehr stark von Obst und Gemüse ernährst, ist der Bedarf an extra aufgenommener Flüssigkeit geringer, als wenn du dich überwiegend von Brot ernährst. Verschiedene Lebensmittel enthalten von Haus aus schon mehr Flüssigkeit als andere und diese wird von deinem Körper mit genutzt.

Es gibt eine einfache Methode herauszufinden, ob du ausreichend trinkst. Beobachte deinen Urin. Ist dein Urin über den Tag klar bis hellgelb, trinkst du ausreichend. Ist er hingegen dunkelgelb bis bräunlich, trinkst du zu wenig. Eine Ausnahme ist der Morgenurin. Dieser ist immer etwas dunkler, da hier die Harnkonzentration höher ist. Das ist aber unbedenklich. Wichtig ist, wie dein Urin am Tage aussieht.

Ich werde oft gefragt, ob es egal ist, was man trinkt. Ja und nein.

Alkoholische Getränke regulieren den Flüssigkeitshaushalt negativ. Das heißt, dass beim Abbau von Alkohol Wasser dem Körper entzogen wird. Trinkst du also ein Glas Wein, solltest auch mindestens ein Glas Wasser dazu trinken.

Am besten eignen sich zuckerfreie Getränke, da sie nicht noch zusätzliche Kalorien liefern. Möchtest du also abnehmen oder dein Gewicht halten, eignen sich besonders ungesüßte Frucht- und Kräutertees oder reines Wasser. Ein neuer Trend sind Infused Water. Das heißt nichts anderes, als dass das Wasser mit Geschmack aufgepeppt wird. Das kannst du ganz einfach selber machen. Schneide Obst, Gemüse oder Kräuter einfach klein und übergieße diese mit Wasser. Schnell nimmt das Wasser die Information der Zutaten an und verleiht ihm einen erfrischend fruchtigen Geschmack. Einziger Nachteil ist, dass das Wasser nicht länger als einen Tag mit den Früchten stehen sollte. Die Zutaten fangen an zu faulen und das schmeckst du.

Wenn du jetzt denkst, ist ja alles schön und gut. Ich weiß, dass ich mehr trinken muss. Ich weiß auch, was ich alles trinken kann, aber ich schaffe es einfach nicht, daran zu denken, dann versuche Folgendes.

Erstens Trinken kann man lernen. Auch wenn dein Körper schon kapituliert hat und dir einen Flüssigkeitsmangel nicht mehr deutlich anzeigt, oder du einfach nicht unterscheiden kannst zwischen Hunger und Durst, es kommt zurück.

Hier einige Methoden, die ich ausprobiert habe, bis ich meinen Weg gefunden hatte:

1. Beginne deinen Tag mit einem Glas (300 – 400 ml) warmen Wasser. Das bereitet den Kreislauf und deine Verdauung auf den Tag vor.

2. Bereite deinen Tag vor. Bevor du dich an den Schreibtisch oder ins Auto setzt, bereite dir deine ausreichende Trinkmenge in Flaschen (Wasser oder Tee) vor.

3. Hab auf deinem Schreibtisch immer ein volles Glas. Nach jedem Telefonat, jedem Gespräch, dem Mail checken nimmst du einen großen Schluck. Fülle das Glas immer gleich wieder nach, das inspiriert zum Trinken.

4. Bevor du etwas isst, trink ein Glas Wasser. Zum einen erkennst du so, ob du wirklich Hunger oder doch nur Durst hast und zum anderen wirst du schneller satt.

5. Hab auch unterwegs eine kleine Flasche dabei.

6. Wenn dich Flaschen mit 1 -1,5 Liter entmutigen, verteile diese auf kleinere Flaschen.

7. Viele Sportuhren haben heute die Möglichkeit, dich mit einer Vibration oder einem Geräusch zur Bewegung aufzufordern. Nutze das doch gleich, um etwas zu trinken. Du kannst dir aber schlicht auch einen Alarm auf deinem Handy einstellen.

Du wirst sehen, nach kurzer Zeit ist dir das Trinken wieder in Fleisch und Blut übergegangen. Du verspürst wieder Durst und vor allem wirst du verspüren, um wieviel klarer und aufmerksamer du wieder bist.

Bei mir war der ausschlaggebende Punkt, dass ich festgestellt habe, dass es mir leichter fällt, warme Getränke zu trinken. Seitdem bereite ich mir 1L warmes Wasser mit Zitrone oder Tee zu, bevor ich ins Büro gehe und nutze ein schönes Glas mit einem Fassungsvermögen von 250 ml.

Getränke, die das Abnehmen unterstützen:

Jetzt möchte ich dir noch zwei Empfehlungen zu Getränken geben, die deinen Abnehmprozess ankurbeln.

1.) Wasser mit Apfelessig:

Die Wirkung von Apfelessig ist in unterschiedlichen Studien untersucht worden. Im Allgemeinen wirkt Apfelessig sich positiv auf den Blutdruck, den Appetit und die Verdauung aus.

Eine japanische Studie hat die Auswirkung von Apfelessig auf eine gewünschte Gewichtsreduktion untersucht. Wissenschaftler teilten übergewichtige Menschen in drei Testgruppen ein. Eine Gruppe bekam ein Placebo, eine Gruppe bekam hochdosiertes und die dritte Gruppe niedrigdosiertes Wasser mit Apfelessig zu trinken.

Nachgewiesen werden konnte, dass die Gruppen zwei und drei wesentlich mehr abnahmen als die Placebo Gruppe.

Aber Achtung, nur Apfelessig Wasser allein wird nicht ausreichen. Aber in Zusammenhang mit einer dem Lebensabschnitt angepassten Ernährung und Bewegung kann sich Apfelessig günstig auswirken. Es hemmt den Appetit und kurbelt die Verdauung an. Um diese positive Wirkung mit einzuschließen, trinke vor jeder Hauptmahlzeit ein Glas Wasser mit einem Esslöffel Apfelessig.

2.) Bitter macht auch schlank:

Vielleicht hast du schon einmal etwas von der Wirkung bitterer Lebensmittel auf eine Gewichtsreduktion gehört.

Zum einen hemmen bittere Lebensmittel wie, Grapefruit, Endivien, Rucola oder Chicorée den Appetit und vermindern damit die Aufnahme von Kalorien und zum anderen helfen sie der Leber beim Fettstoffwechsel. Die Geschmacksrichtung bitter signalisiert deinem Körper eigentlich, Achtung giftig. Darauf reagiert dein Körper, indem er dir den Appetit verleidet und dich auffordert, mit dem Essen aufzuhören. Du isst weniger.

Ein wesentlich nachhaltigerer Effekt ist aber der gesundheitliche.

Bitterstoffe helfen deiner Leber bei der Entgiftung, stärken die Organe, versorgen dich mit mehr Energie und sind gut für die Seele.

Natürliche Lieferanten von Bitterstoffen sind Kaffee, Tee oder Kakao.

Ich trinke jeden Tag eine große Tasse Bittertee wie Wermuttee oder Tee von der Bittergurke. Die appetitzügelnde Wirkung kann ich definitiv bestätigen.

Intervallfasten als Ernährungsform:

Eine der vielen Fragen, die ich gestellt bekomme, ist die nach dem Sinn von Intervallfasten. Die Sinnfrage gilt hier dem Effekt auf eine Gewichtsreduktion. Auch diese Frage kann und will ich nicht mit ja oder nein beantworten. Und ich erkläre dir auch warum.

Es gibt sehr viele verschiedene Formen des Fastens. Während das Heilfasten einem begrenzten Durchführungszeitraum unterliegt, genau wie das religiöse Fasten, geht es beim intermittierenden Fasten *(Intervallfasten)* um einen Lebensstil.

Beim intermittierenden Fasten geht es darum, die Energieaufnahme entweder zeitweise zu minimieren oder auf eine kurze Tageszeitspanne *(8h)* zu beschränken.

Und da geht es schon los. Intervallfasten, als Diät gesehen, wird dir nicht den gewünschten Effekt bringen. Damit erübrigt sich auch die Frage, wie lange du Intervallfasten musst, bevor du einen positiven Effekt auf dein Gewicht siehst.

Was jedoch erwiesen ist, ist, dass es sich gesundheitlich positiv auswirkt, wenn du über einen längeren Zeitraum keine feste Nahrung aufnimmst. Das wird gerade in der Krebstherapie häufig mit eingesetzt.

Richtig ist auch, dass Essenspausen, die Fettverbrennung begünstigen. Wenn du isst und sei es auch nur ein Snack, wird Insulin ausgeschüttet. Insulin wirkt aber wie ein Wächter vor deinen Fettzellen. Solange sich Insulin in deiner Blutbahn befindet, werden Fettzellen, zur Energiegewinnung nicht geöffnet. Es macht in Hinblick auf dein Gewicht schon Sinn, sich nicht ständig etwas in den Mund zu schieben.

Wenn du mich jetzt fragst, macht Intervallfasten für mich Sinn, kann ich nur sagen, probiere es aus. Fühlst du dich wohl, das Abendbrot oder das Frühstück wegzulassen oder zeitlich zu verschieben, tue es. Es wird dir auf lange Sicht helfen, dein Gewicht und deine Gesundheit zu kontrollieren.

Wenn du aber ähnlich funktionierst wie ich, sage ich, zwinge dich nicht. Für mich war die zeitliche Kontrolle schon wieder Stress. Entweder ich hatte so wenig Appetit, dass es für mich Stress war, in der dafür vorgesehenen Zeit zu essen oder ich hatte so viel Appetit, dass es für mich auch Stress war. Und an dieser Stelle erinnere ich dich wieder an den Faktor Stress und Cortisol.

Aus meiner Sicht sind das Erlernen und Praktizieren eines intuitiven Essverhaltens am stressfreiesten, am natürlichsten und am effektivsten. Ich habe es selber erlebt und so bis jetzt 15 kg verloren.

Ich bin kein Freund davon, ein Richtig oder Falsch zu propagieren. Jede Frau ist individuell und einzigartig. Ich halte feste, manifestierte Konzepte für Schablonen. Und genau aus diesem Grund wird die eine Frau durchpassen und die andere nicht. Zudem sind wir in einem Alter, in dem wir leben und genießen wollen. Leben heißt bei mir, ich quäle mich nicht mehr mit Verboten, Kalorienzählen oder mit der Durchführung von Diäten oder festen Ernährungsformen. Ich höre auf meine Gefühle, verlasse mich auf meinen Bauch und suche Rat in der Entspannung. Mit Genuss meine ich nicht unkontrollierte Nahrungsaufnahme. Ja, ich pflege eine ausgewogene, abwechslungsreiche frische Küche, die sich an der mediterranen und veganen Küche orientiert. *(Du musst keine Veganerin werden, um gesund, attraktiv und glücklich zu sein. Mein Geschmack hat sich dahin entwickelt.)*

Den wichtigsten Rat, den ich dir geben kann, ist, bleibe du selbst, orientiere dich an deinen Werten und Bedürfnissen. Sei dein eigenes Vorbild, dann ordnet sich alles. Wenn du nicht alleine weiterkommst oder nicht weißt, wie anfangen, findest du am Ende des Buches alle Möglichkeiten, mit mir Kontakt aufzunehmen oder mir, für weitere Inspirationen in den sozialen Medien, zu folgen.

4.4 Motivation, Disziplin und Durchhaltevermögen

Woran es am häufigsten liegt, dass jemand bei der Erreichung seiner Ziele scheitert, ist das Motiv.

Jetzt meine Frage an dich:

„Warum oder für wen möchtest du Gewicht verlieren.“

Nimm dir Zeit, über diese Frage nachzudenken. Vielleicht legst du einmal das Buch weg, kochst dir einen schönen Tee und richtest deine Gedanken nach innen. Welchen Bildern folgst du? Welche Emotionen, Gefühle und Bedürfnisse begleiten dich bei deinem Motiv?

Hast du ein echtes Motiv, ein echtes Ziel in dir, brauchst du dir über Disziplin und Durchhalten keine Gedanken machen. Dein Motiv trägt dich.

Wenn du hingegen einen Wunsch statt eines Zieles hast, wird Disziplin und Durchhaltevermögen eine Herausforderung sein.

Was ist ein Wunsch? Ein Wunsch ist etwas, was ich gerne hätte, wofür ich aber nicht bereit bin, etwas zu tun oder zu verändern. Beim Abnehmen ist das so, wenn ich höre, ich will so und so viel abnehmen und dann kommt ständig ein „aber“. Das kann ich nicht, das klappt bei mir nicht, das will ich nicht, das schmeckt mir nicht, darauf will ich nicht verzichten und, und, und.

Wer wünscht, hofft, etwas geschenkt zu bekommen. Es ist nicht verkehrt, Wünsche zu haben. Wünsche können zu Zielen werden, wenn es an der Zeit für sie ist. Wünsche werden in der Regel von außen getriggert.

Wenn du den Fernseher, das Radio, dein Handy oder die sozialen Plattformen anmachst, wirst du bombardiert mit Meinungen, mit Idealbildern oder mit vermeintlichen Normen. Selbst wenn du einen Liebesroman liest, wird dir eine Form von verliebt sein oder Liebe aufgezeigt und mit Sicherheit erwarten einige Frauen diesen Knall und bemerken in der Zwischenzeit gar nicht, dass ihr Seelenverwandter tagtäglich an ihnen vorbei geht.

Betrachte die Medien als Inspiration, als Buffet. Nimm dir, was zu dir passt, um glücklich zu sein. Ich weiß, dass ist nicht leicht, wenn 16-jährige Mädchen für Anti-Aging Produkte werben.

Mir ist das einmal so bewusst geworden, als ich las, dass Nora Tschirner Depressionen hat. Für mich war und ist Nora Tschirner eine super attraktive und tolle Schauspielerin. Ich habe sie als lustige und witzige Frau in den Rollen als Kommissarin oder zusammen mit Till Schweiger wahrgenommen. Und jetzt lese ich, dass sie

Depressionen hat. Ich wünsche ihr und allen, denen es ähnlich geht, viel Kraft und Liebe.

Sehen wir, was die Medien Ikonen wirklich bewegt? Wissen wir, in welcher Rolle sich ein Mensch gerade bewegt, wenn wir ihn in den Medien, auf einer Feier oder im Büro sehen? Wenn du jetzt aber versuchst so zu sein, wie XY, willst du seine Hülle. Eine Hülle, die er oder sie nach außen zeigt. Spüre in dich hinein, wer du bist, wer du sein willst und finde heraus, was dich daran hindert. Und dann ändere das. Glaube mir, das ist unglaublich befreiend. Dann kommen die Ziele an die Oberfläche.

Was sind Ziele? Ziele gehen über Wünsche weit hinaus. Für die Erreichung eines Zieles bist du bereit, Veränderungen ohne Klagen vorzunehmen, du wirst die Wege suchen, die zu dir passen und wirst sie ohne Wenn und Aber gehen. Du wirst dich nicht durch andere Meinungen beeinflussen lassen und dir ggf. Unterstützung an deine Seite holen. Einem Ziel ist immer ein Wunsch vorausgegangen. Ein Ziel hat ein festes Datum, eine Deadline.

Warum glauben wir aber allzu oft, dass der Wunsch, Gewicht zu verlieren, ein Ziel ist?

Das hängt damit zusammen, dass wir immer Schuldige für etwas suchen. Es ist eine „Gabe“, wenn du so reflektiert bist, dass du sofort erkennst, dass alles bei dir beginnt und endet.

Im Normalfall ist die Suche nach der Schuld, dem Schuldigen eine Schutzfunktion. Deine Körperfülle ist auch so ein Schutz, der besagt: „Komm mir nicht näher.“

Das Ergebnis vieler Gespräche war, dass der Bauch, die Körperfülle dafür zuständig gemacht wurde, dass es einem schlecht geht, dass ein Zustand von Unzufriedenheit Einzug gehalten hat. Wenn wir dann gemeinsam die das Leben belastenden Punkte lokalisiert hatten, kam die Erkenntnis, dass diese viel älter waren als der Bauch und das Gesamtkörpergewicht.

Dein „Körper" schützt dich vor weiteren Ängsten, Verletzungen, Unsicherheiten und Einsamkeit, indem er diesen abpolstert.

Das klingt esoterisch, ist es zum Teil auch, weil du es nicht greifen, riechen oder schmecken kannst. Emotionen und Gefühle sind etwas, was man nicht messen kann. Aber all dies kann man auch rein wissenschaftlich mit dem Stoffwechsel oder der Biochemie erklären, dann bedient es den Kopf und nicht die Seele. Wovon du dich angezogen fühlst, hängt von deiner Entwicklung, deiner Prägung und den Einflüssen, mit denen du dich umgibst, ab.

Ich habe beides in mir. Die Seite, die wissen und begreifen will, warum etwas so ist, wie es ist und die, die akzeptiert und danach lebt, dass es zwischen Himmel und Erde Dinge gibt, die die Menschheit sich noch nicht erklären kann.

Ich hoffe, dass ich in diesem Buch beide Menschentypen befriedigen kann. Das würde mich freuen. Die rein wissenschaftlich geprägten Typen sind wahrscheinlich gar nicht bis hierhergekommen, weil sie das Buch schon lange in die Tonne getan haben. Gefühle, Emotionen, Bedürfnisse...Damit können diese Menschen nur wenig anfangen. Das ist aber völlig o.k. Gehörst du zu diesem

Menschentyp und bist trotzdem bis hierhergekommen, dann bist du bestimmt offen und neugierig.

Menschen, die dem Esoterischen sehr zugewandt sind, die werden sich bestimmt sagen, dass hier etwas fehlt. Dass ich nicht tiefgründig genug bin. Das ist auch o.k.

Ich habe dieses Buch geschrieben, weil ich die Menschen erreichen möchte, die genau diese Grenzgänger sind. Die Menschen, die mit den Informationen, die rein wissenschaftlich geprägt sind, genauso wenig anfangen können, wie mit denen, die rein emotional geprägt sind. Aber für alle Menschen gilt, ich bin o.k. und du bist o.k.

Im Friedrichstadtpalast in Berlin gab es mal ein Programm für Kinder, das hieß: „Die Farbe bunt." So bunt wie die Menschen, ist das Buffet des Lebens.

Wenn du erfolglos unzählige Diäten, Fitnessstudioverträge oder Anläufe für Ernährungsumstellungen hinter dir hast, versuch es doch einmal von der anderen Seite. Schau dir deine Bedürfnisse und Gefühle, deine Unzufriedenheit an und drehe den Spieß einfach um. Lass die Pfunde schmelzen, indem du zur Ruhe kommst und innere und äußere Zufriedenheit spürst. Einen Versuch ist es wert.

Übung:

Schreibe dir auf ein Blatt Papier aus den Bereichen

- Familie
- Beruf
- Finanzen
- ICH

jeweils 3-5 Dinge auf, die du gerne hättest.

Wenn du das getan hast, frage dich, wofür würdest du neue Gedanken und Gewohnheiten zulassen. Wofür würdest du dich bedingungslos stark machen. Was bringt dein Herz zum Klopfen, wenn du daran denkst. Was löst irgendeine positive Reaktion in deinem Körper aus? Darauf fokussierst du dich

Ist es eine Gewichtsabnahme, wird dir das auch gelingen.

Disziplin und Durchhaltevermögen:

Ich habe mal bei Wikipedia nachgelesen, wie Disziplin definiert wird.

Bei Wikipedia wird zwischen Selbstdisziplin = Form der bewussten Selbstregulierung und Gehorsam = Ordnungsregulierung innerhalb eines Befehlsprinzips unterschieden.

Im Duden finden wir folgende Definition:

„das Einhalten von bestimmten Vorschriften, vorgeschriebenen Verhaltensregeln o.Ä.; das Sich einfügen in die Ordnung einer Gruppe, einer Gemeinschaft"

Das Internet und die Literatur sind voll von Tipps, wie du Disziplin erlernen kannst. Und diese sind auch sicherlich zum Großteil richtig und hilfreich. Wie zum Beispiel:

1. Fang langsam an und steigere dich.
2. Setze dir Teilziele.
3. Beginne mit dem Wichtigsten zuerst.
4. Nutze bestimmte Zeitfenster.

5. Visualisiere deinen Erfolg.
6. Suche dir Unterstützung.
7. Belohne dich für Teilerfolge und, und, und.

Du kennst solche Tipps und hast auch schon danach gearbeitet. Da du noch nicht dein Ziel erreicht hast, hast du wahrscheinlich nicht durchgehalten. Das liegt aber nicht an deiner Disziplin oder deinem Durchhaltevermögen. Du hast noch nicht dein echtes Ziel gefunden oder es noch nicht richtig formuliert.

Für mich stellt Disziplin eine selbstgewählte Routine dar. Einem Sportler, der auf einen großen Wettbewerb hintrainiert, wird sich einen Trainingsplan aufstellen und diesen mit allen Randerscheinungen, wie zum Beispiel die Ernährung und Zeit für physische und psychische Regeneration umsetzen. Dazu muss er sich aber nicht zwingen. Er lässt sich auch nicht von anderen abhalten, die das vielleicht nicht verstehen. Er wird sich aber mit Gleichgesinnten zusammentun, um gegenseitig von der visionären Kraft zu profitieren.

Wenn Disziplin bedeutet, dass du gegen deinen Willen und gegen deine Einsicht handelst, wird es dir schwerfallen durchzuhalten. Und es wird immer wieder Gelegenheiten und Menschen geben, die dir eine Chance für Ausnahmen und Unterbrechungen bieten.

Wenn es dein Herzensziel ist, dein Gewicht zu reduzieren und dieses Ziel nur aus dir herausgewachsen ist, wirst du auch Wege und Partner finden, die dich dabei unterstützen. Dann wirst du dich nicht mehr um deine Disziplin und dein Durchhaltevermögen sorgen. Dann wirst du nicht mehr fragen, wie lange du noch durchhalten musst oder warum die Pfunde nicht schneller purzeln.

Als ich mich davon verabschiedet hatte, dass ich unbedingt wieder in eine Größe 34 – 36 passen muss und die Kleidung in dieser Größe endlich verschenkt hatte, ging es mir schon besser. Als ich dann noch gelernt hatte, auf meine Bedürfnisse zu achten und nach ihnen zu leben, sind die Pfunde gepurzelt. Ohne Diät, ohne Hunger ohne, was auch immer, zählen. Heute fühle ich mich in meiner Konfektionsgröße 38 – 40 innerlich und äußerlich leicht.

Das wünsche ich dir auch.

4.5 Psychologische Tricks, mit denen es leichter geht.

Derzeit lebst du in Jahrzehnte alten Gewohnheiten und mit festen Ritualen, auch wenn du diese nicht bewusst wahrnimmst. Und das ist auch wichtig, denn Rituale geben uns Halt und Sicherheit.

Wenn du etwas in deinem Leben, deiner Ernährung verändern willst, darfst du dir hier deine Rituale und Gewohnheiten anschauen und verändern. Aber gerade der Übergang vom Erkennen zum Verändern ist manchmal nicht ganz leicht. An dieser Stelle möchte ich dir ein paar Tipps geben, die deinen inneren Bewahrer *(Sicherheit und Routine)* liebevoll täuschen. Fangen wir an.

Gewohnte Zeiten beim Essen.

Wir hatten ja schon festgestellt, dass wir durch die Kindheit, die Schule *(Pausenzeiten),* eigene Familie und Beruf an feste Essenszeiten gewöhnt sind. In meiner Familie gibt es zum Beispiel so eine Gewohnheit zum Samstagmittag. Nach dem Verlust ihres Mannes hat es sich so eingebürgert, dass meine Schwiegermutter am Samstag zum Mittagessen kommt. Aus Gewohnheit, meine Schwiegereltern haben immer zu dieser Zeit gegessen, wird jeden Samstag um 11:30 Uhr gegessen. Als meine Schwiegermutter noch etwas jünger war, sind wir im Gegenzug am Sonntag, pünktlich um 11:30 Uhr zum Mittag bei ihr erschienen. Das ist so seit 2005. Routine, Gewohnheit, Sicherheit. Keine Rückfragen, keine Missverständnisse. Irgendwann, als ich mich mit meinen Gewohnheiten beschäftigt habe, ist mir bewusst geworden, dass ich esse, weil es 11:30 Uhr ist und nicht, weil ich Hunger oder Appetit habe. In jungen Jahren ist das auch völlig o.k., da kompensiert der Körper unnötig aufgenommene Energie, aber in der zweiten Lebenshälfte nicht mehr.

Was aber tun? Die gemeinsamen Rituale streichen oder verändern. Ich habe mir angewöhnt nicht zu frühstücken, es sei denn, mein Körper hat mir etwas anderes signalisiert. Manchmal esse ich nur kleine Portionen zum Mittag oder ich esse gar nicht und setze mich nur dazu, um zu quatschen. Die feste Essenszeit an einem Tag in der Woche zu verändern, wäre komplizierter, als das davor und danach zu verändern.

Sicherlich hast du auch solche Zwänge, die dir das intuitive Essen noch erschweren. Versuche Folgendes:

1. Werde dir bewusst, dass nicht die Uhr deinen Energiebedarf steuert, sondern dein Körper.
2. Besprich offen mit deiner Familie, dass du nicht jedes Mal mit ihnen zusammen isst, aber dich dazusetzt. Um dann nicht aus Gewohnheit und Gemeinschaft doch zuzugreifen, mache dir eine

große Tasse Tee. Zimt, Bitterstoffe *(Wermut, Bittergurke, Ingwer)*, Chili, Kreuzkümmel oder schwarzer Pfeffer hemmen den Appetit.

3. Bereite deine Mahlzeiten vor, so dass du auch an deinem Arbeitsplatz lecker und zeitunabhängig essen kannst.
4. Iss dich zu deinen Mahlzeiten richtig satt, dadurch musst du weniger Pausen für das Essen einplanen.
5. Habe immer eine Flasche Wasser oder Tee in deiner unmittelbaren Nähe, um den ersten Appetit oder den Durst zu befriedigen.
6. Lerne, NEIN zu sagen. Wenn es dein Umfeld nicht versteht, erkläre ihnen, warum du NEIN gesagt hast und lade sie ein, mitzumachen. In der Gemeinschaft geht alles leichter.

Was auf den Teller kommt, wird aufgegessen:

Ja, mir geht Lebensmittelverschwendung auch gegen den Strich. Und auch ich kenne den Moment, wo die Augen größer sind als der Magen. Und dann stehst du vor dem Konflikt, dass du mehr auf dem Teller hast, als du eigentlich bräuchtest. Was tun? Verstößt du gegen deinen Glaubenssatz: „Was auf den Teller kommt, wird aufgegessen." Oder verstößt du gegen deinen Vorsatz: „Ich esse ab heute nur noch so viel, wie ich wirklich benötige."

Es gibt ein paar kleine Tricks, wie du beides behalten kannst:

1. Hast du das Gefühl, wirklich Hunger zu haben, zügle dich trotzdem und nimm dir nur eine kleine

Portion. Iss langsam und mache kleinere Pausen, sodass dein Körper Zeit hat, dir zu signalisieren, dass es reicht. Hast du nach der Portion noch echten Hunger, steh auf und nimm dir nach. Allein die Entscheidung, aufzustehen und noch einmal loszugehen, regt zum Hinterfragen an. Ich habe das zum Nachmittagskaffee eingeführt. Ich nehme mir zu meinem Kaffee zum Beispiel 1 Keks und esse diesen genüsslich. Die Packung liegt nicht auf dem Tisch, denn dann wäre sie, wie die Kaffeetasse, bald leer. Aber bewusst aufstehen und mir noch einen Keks holen, tue ich selten. Wenn dann aber auch ohne schlechtes Gewissen.

2. Ist dir bei kleinen Portionen der Teller zu leer? Auf diesen psychologischen Trick greift zum Beispiel auch der Handel zurück. Gerade in Discount Märkten sind die Einkaufswagen riesig. Gehst du mit solch einem Wagen durch den Markt und kaufst nur die drei Dinge, die du brauchst, hast du ein schlechtes Gefühl, weil der Wagen noch so leer ist. Du wirst unterbewusst dazu animiert, noch etwas zu kaufen. Wenn du die Möglichkeit hast, wähle einen kleinen Wagen. Genauso ist das mit dem Essgeschirr. Magst du keine Sterneküche, in punkto Tellerästhetik, also nichts drauf, aber sieht schön aus, dann verändere doch die Tellergröße. Wer sagt denn, dass du zu den Hauptmahlzeiten nicht auch kleine Teller wählen darfst. Den kleinen Teller *(Abendbrotsteller)* kannst du dir dann richtig voll machen.

3. Das Auge isst mit. Hast du bestimmt schon erlebt. Wenn etwas schön angerichtet ist, lädt es zum Genießen und zum langsam Essen ein. Mach es dir schön. Es gibt so viele Möglichkeiten, mit ein-

fachen Dingen ein schönes Bild auf den Teller zu malen. Im Übrigen auch, wenn du alleine isst. Das hat etwas mit Wertschätzung dir gegenüber zu tun.

4. Wusstest du, dass Farben unseren Appetit steuern? Warme, leuchtende Farben regen den Appetit an. Rot, gelb, orange und creme sind zum Beispiel Farben, die den Appetit anregen. Im Gegensatz dazu stoppen dunkle Farben wie dunkelviolett, dunkelblau, dunkelbraun oder schwarz den Appetit. Das macht sich schon die Lebensmittelindustrie zu Nutze. Achte mal darauf. Die Edelgastronomie dagegen setzt auf Farben wie schwarz beim Geschirr, da hier nur sehr kleine Portionen auf den Teller kommen. Schwarz dämpft hier die Panik, nicht satt zu werden. Aber satt wirst du immer. Schau doch einmal, ob du nicht auch schönes Geschirr in dunklen Farben hast oder kaufe dir 1-2 Teile für dich.

5. Lass dich beim Essen nicht ablenken. Hier meine ich weniger die Gespräche am Abendbrottisch. Die sind für die Gemeinschaft und zum Austausch sehr wichtig. Ich meine die Ablenkung durch das Fernsehen oder das Handy. Denn diese nehmen dich geistig so in Anspruch und lenken dich ab, dass du nicht mitbekommst, wenn es genug ist zu essen. Ein Beispiel ist die Kinovorstellung. Zu einem Kinobesuch gehört Popcorn schon fast rituell dazu. Läuft der Film, greifst du unbewusst immer wieder zu und wunderst dich auf einmal, dass die Tüte schon leer ist. Besonders bei aufregenden Filmen. Würde jemand zwischendurch die Tüte tauschen oder nachfüllen, würdest du auch das essen, ohne es zu merken. Nur hinterher geht es dir schlecht.

Aber eines ist sicher. Stimmt dein Motiv, dein Ziel, findest du noch viel mehr Bespiele und Möglichkeiten, dich immer mehr deiner Intuition anzunähern.

4.6 Einfluss von Bewegung auf den Abnehmerfolg

Auch ein Thema, worüber ich mit meinen Teilnehmerinnen immer wieder spreche, ist das Thema Bewegung und ich spreche ganz bewusst nicht von Sport, sondern von Bewegung.

Mehr Menschen als du glaubst, fühlen sich unwohl, wenn die Sprache auf das Thema Sport kommt. Unterbewusst verbinden sie damit den notenorientierten Schulsport oder die „Ich bin besser“ -Mentalität in den Fitnessstudios. Ich habe mein Leben lang Sport getrieben und einen Großteil davon im Leistungssport verbracht. Ich war vom Ehrgeiz zerfressen und mich hat es wahnsinnig gemacht, wenn jemand besser war als ich. Ich musste mir bewusst vornehmen, keinen Sport mehr unter dem Wettkampf oder Leistungsdruck auszuführen. Das endete damit, dass ich mit Mitte 30 bis Mitte 40 gar keinen Sport mehr gemacht habe. Ich konnte keine Sporthallen mehr riechen. Im wahrsten Sinn des Wortes. Zudem war der Gang ins Fitnessstudio ein Zeitfaktor, den ich mir nicht nehmen bzw. gönnen wollte. Na klar, habe ich auch über viele Jahre immer wieder Fitnessstudio Verträge abgeschlossen und diese nach kurzer Zeit auslaufen lassen. Ich konnte mich einfach nicht motivieren, dort hinzugehen. Gute Ausreden hatte ich immer. Aber das ich mich bewegen muss, alleine schon um mich körperlich gut und gesund zu fühlen, wusste ich immer.

Heute bewege ich mich wieder sehr regelmäßig und viel, es macht mir Spaß und bringt Befriedigung. Aber einen Fitnessstudio Vertrag habe ich schon seit Jahren nicht mehr.

Bevor ich dir sage, was und wie ich es gemacht habe, gehen wir noch auf ein paar Dinge ein.

Was ist Sport und was ist Bewegung? Auch hiermit hat sich die Medizin und die Wissenschaft schon beschäftigt. Demnach gilt, wenn du 30 – 40 Prozent deiner Leistungsfähigkeit ausschöpfst, bist du in Bewegung. Bewegung sorgt dafür, dass du nicht rostest. Du sorgst für den Erhalt der Funktionalität deiner Gelenke, Knochen, Sehnen und der Muskulatur, deines Verdauungssystems und des Herz-Kreislauf- Systems.

Um deinen Alltag und dein Leben gesund zu gestalten, reichen schon täglich 30 Min. Bewegung in Form von Laufen, Radfahren oder Treppensteigen aus. Wenn du nicht gerade einen Bürojob hast und alle anderen Strecken mit dem Auto zurücklegst, ist das keine Herausforderung. Allein der Fuß- oder Fahrradweg zur und von der Arbeit zählen. Bist du im Verkauf tätig, läufst du sowieso ausreichend. In allen anderen Fällen kannst du bewusst Dinge einplanen, um in Bewegung zu kommen. Nimm die Treppe statt dem Lift, gehe zum Einkauf um die Ecke zu Fuß oder nutze dein Rad, triff dich mit Freundinnen zum Spazierengehen und endet zum Beispiel mit einem Kaffeebesuch.

Sport ist bereits alles, was darüber hinausgeht. Wenn du mehr als 40% deiner Leistungsfähigkeit aufbringen musst, wird ein trainingswirksamer Reiz erzielt, der wichtig für deine körperliche Fitness ist. Auch wenn du etwas schneller deinen Fettpölsterchen zu Leibe rücken willst, ist Sport ein effektiver Weg. Außerdem wird nur durch Sport und einem gezielten Training deine Muskulatur erhalten und neu aufgebaut. Gerade mit zunehmendem Alter ist das wichtig.

Aber bevor du schon wieder Panik bekommst, um sportlich unterwegs zu sein und deine Muskulatur zu trainieren, musst du nicht zwingend ins Fitnessstudio. Für die, die es mögen oder immer so einen kleinen Schubs brauchen, ist es aber ein guter Weg. Du kannst dir feste Termine setzen, bist von zu Hause raus, hast in der Regel gut geschulte Trainer und einen Anreiz durch Gleichgesinnte. Viele Jahre habe ich so trainiert. Es geht aber auch anders.

Wofür du Bewegung benötigst, haben wir ja bereits kurz zusammengefasst, aber Sport bringt noch einmal wesentlich mehr.

Einige Dinge, habe ich ja bereits erwähnt. Sport ist das beste Mittel, um Stress abzubauen, besser zu schlafen und den Appetit zu unterdrücken. Sport sorgt aber auch dafür, dass du eine gesunde Lungenkapazität und ein kräftiges Herz behältst. Sport sorgt für kräftige Knochen und verzögert den Abbau von Knochenmasse. Sport hilft aber auch gegen sexuelle Unlust und hilft vor allem dabei, Gewicht zu kontrollieren oder zu reduzieren. Sport stärkt das Immunsystem.

Ich bin mir sicher, dass du ganz genau weißt, warum du Sport treiben solltet. Wenn da nicht die Erfahrungen von Erschöpfung, Muskelkater, Zeitverlust oder die Unzufriedenheit beim Anblick durchtrainierter Körper wäre. Das alles erinnert dich an Schulsport, wenn du nicht zu den Sportskanonen gehört hast.

Auch bei mir löst Sport heute nicht mehr die euphorisierende Wirkung aus, von der du vielleicht schon gehört hast. Das ist o.k., das Gefühl von Stolz oder Zufriedenheit reicht auch, um sich ein regelmäßiges Sportprogramm zu stricken.

Sport ist eine Bereicherung, wenn:

1. du auf deinen Körper hörst. Auch ich habe Tage, da breche ich zum Joggen auf und merke, dass das heute nichts wird. Dann gehe ich halt walken.
2. du die Zeit, die du mit Sport verbringst, als Auszeit für dich betrachtest. Manchmal will mein Mann *(ausgesprochener Sportmuffel)* mit zum Joggen kommen. Das passt mir gar nicht. Ich habe dann das Gefühl, ich muss mich um meinen Partner kümmern. Es kann aber bei dir genau andersherum sein, wenn du dich mit deinen Mädels verabredest und gemeinsamen Sport als gemeinsame Zeit betrachtest.
3. du den für dich richtigen Sport gefunden hast. Ich habe in meinem Leben bereits sehr viel ausprobiert und bis heute entscheide ich jeden Tag neu, was ich tue. Den einen Tag bin ich 30 Min. auf dem Trampolin, den anderen Tag gehe ich auf das Laufband oder draußen laufen und dann gibt es noch die Varianten Yoga (unterste Anfängerstufe), Kraft auf der Matte oder irgendwas dazwischen. Mit den Möglichkeiten, die ich zu Hause habe, könnte ich bestimmt eine kleine Gruppe im Zirkeltraining beschäftigen. Das hängt aber nur damit zusammen, dass ich mich bis heute nicht festlegen mag. Die Discounter oder eBay bieten da immer wieder preiswerte Möglichkeiten. Gehst du ins Fitnessstudio, brauchst du das alles nicht.

4. du keine Hauruck Aktionen startest. Betrachte Sport als Teil deines Lebens. Natürlich wird er dir zu Anfang nicht leichtfallen. Betrachte jede Steigerung, egal ob von -5 auf -4 oder von 10 auf 20, als einen Gewinn. Einen Gewinn für deine Figur, deine Haltung und deine Gesundheit im Allgemeinen.
5. du stolz auf dich bist, mit jeder Trainingseinheit mehr.

Unterschieden wird in Ausdauer- und in Kraftsport. Zwei Sporttypen, zwei unterschiedliche Aufgabenbereiche. Beides ist wichtig. Der Kraftsportler wird dir sagen, dass der Kraftsport die einzige Möglichkeit ist, Gewicht zu verlieren und gesund zu bleiben und der Ausdauersportler wird den Ausdauersport propagieren. Obwohl die Kraftsportler da lauter sind.

Beide Sportrichtungen sorgen für Gesundheit und den Aufbau und Erhalt von Muskulatur. Der Vorteil von Kraftsport ist, dass du gezielt Muskulatur aufbauen kannst, welche die Figur formt. Trainierst du insbesondere den Bauch, wird dieser flacher. Das hat weniger damit zu tun, dass du in diesem Moment Bauchfett verbrennst, als damit, dass die straffe Muskulatur unterhalb der Fettschicht diese heranzieht *(anliegen lässt)*. Aber auch das ist toll.

Wofür du dich auch immer entscheidest, tue es. Hole dir einen Hula-Hoop-Reifen, ein Trampolin, ein paar Gummibänder und vor allem ein paar Turnschuhe und finde im Tun heraus, was dir Spaß macht. Alles andere kommt von alleine. Du wirst ehrgeiziger, versprochen.

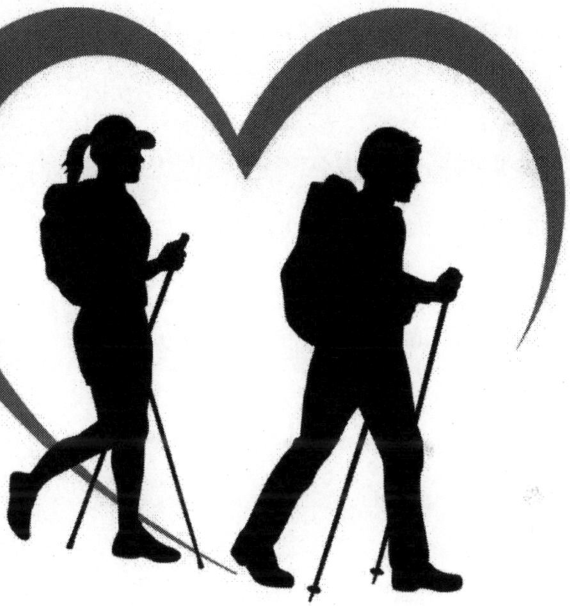

Ich habe, für dich vielleicht ungewöhnlich, häufig von Gefühlen und Emotionen in Zusammenhang mit dem Abnehmen und dem Umgang mit den Wechseljahren gesprochen. Für mich waren das auch ziemlich neue Erkenntnisse, als ich meine Ausbildung zum Resilienz-Diät Coach gemacht habe.

Wenn ich dir jetzt verdeutliche, was sich dahinter verbirgt, will ich mit dir keine Ausbildung machen. Du sollst nur ein Gefühl dafür bekommen.

Das betrachten wir auf den nächsten Seiten:

Kapitel 5: Was bedeutet Resilienz-Diät

5.1 Resilienz – optimaler Zustand innerer und äußerer Zufriedenheit

5.2 Diät im Sinne der Resilienz-Diät

Und dann bleibt uns nur noch, das Ganze zusammenzufassen.

Kapitel 5:

Was bedeutet Resilienz – Diät

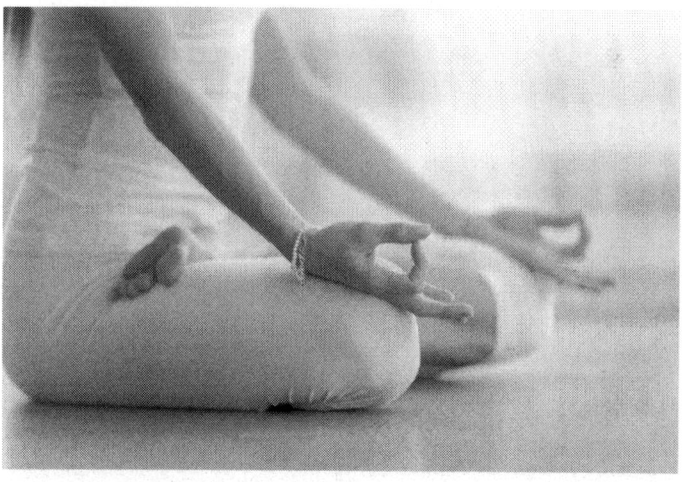

5.1 Resilienz – optimaler Zustand innerer und äußerer Zufriedenheit

Als Resilienz bezeichnet man die psychische Widerstandskraft, die Fähigkeit, schwierige Lebenssituationen ohne anhaltende Beeinträchtigungen zu überstehen.

Sicherlich kennst du Menschen, die kann augenscheinlich nichts erschüttern. Diese Menschen nehmen jede Situation an und bewältigen sie. Und dann gibt es Menschen, die ständig mit sich und ihrem Leben hadern.

Die Wahrheit liegt irgendwo dazwischen. Wir alle gehen durch Phasen, in denen es uns relativ leicht fällt, mit Schwierigkeiten umzugehen und Phasen, da scheint nichts zu funktionieren. In welchem Verhältnis diese Phasen zueinanderstehen, kannst du maßgeblich beeinflussen. Eine gesunde Resilienz kannst du erlernen.

Es gibt unterschiedliche Resilienzmodelle. Eines davon unterteilt die Resilienz in 7 Säulen. Das Säulen Modell nach Nuber betrachtet 7 Elemente oder Lebensbereiche, die einzeln und in der Gesamtheit deine psychische Widerstandskraft beeinflussen.

Diese sind:

1. Optimismus
2. Akzeptanz
3. Lösungsorientierung
4. Opferrolle verlassen
5. Verantwortung übernehmen
6. Netzwerkorientierung
7. Zukunftsplanung

Frau Dr. Franziska Wiebel hat diese 7 Säulen überarbeitet. Hier lauten die 7 Säulen:

1. Akzeptanz
2. Bindung
3. Lösungsorientierung
4. Gesunder Optimismus
5. Selbstwahrnehmung
6. Selbstreflexion
7. Selbstwirksamkeit

Beide Modelle beinhalten sowohl Grundhaltungen wie Optimismus, Akzeptanz, Lösungsorientierung, Bindung / Bindungsfähigkeit und Handlungsoptionen, wie Selbstwahrnehmung, Selbstreflexion, Netzwerkorientierung, Zukunftsplanung und Selbstwirksamkeit.

Die psychische Widerstandskraft wird positiv wie negativ von Ereignissen in der Vergangenheit und der Gegenwart bestimmt und beeinflusst das Handeln, Fühlen und Denken in der Gegenwart und in der Zukunft.

Du hast jedoch zu jederzeit die Möglichkeit, alleine oder unter Begleitung deine psychische Widerstandskraft zu erhöhen.

Jeder von uns geht durch Phasen von Optimismus und Pessimismus. Das haben gerade die Monate der Corona Pandemie gezeigt. Ich habe selten einen so häufigen Wechsel von Optimismus und Pessimismus erlebt wie in dieser Zeit. Für viele setzte der Glaube an Selbstwirksamkeit und lösungsorientiertem Denken und Handeln einfach aus. Begünstigt wurde das durch die meist negative Berichterstattung in den Medien und durch die eher angst- als lösungsmotivierte Kommunikation der Politik. Ich möchte nicht falsch verstanden werden. Der Virus ist da und nicht zu unterschätzen, auch nicht in seinen Spätfolgen. Mein Mitgefühl gilt allen Familien, die einen lieben Menschen an und mit Corona verloren haben.

Was ich in meinen Kursen zu dieser Zeit festgestellt habe, war, dass die Akzeptanz, als gesellschaftliches Miteinander, zum Teil außer Kraft gesetzt wurde. Der Grundsatz der Meinungsfreiheit war und ist bis heute nicht mehr gegeben. Mensch werden eingeteilt in für oder dagegen, das spaltet. Aber es spaltet nicht nur Familien, Freunde oder Kollegen, sondern es macht etwas mit uns, es trifft uns emotional.

Was ist aber körperlich mit meinen Teilnehmerinnen passiert. Sie haben wieder Gewicht zugenommen. Angst, Unsicherheit, Einsamkeit durch Lockdown und Ausgrenzung führten zu körperlichem und seelischem Stress. Wie dein Körper auf Stress reagiert, weißt du inzwischen. Bis heute arbeite ich mit meinen Teilnehmerinnen an dem Wiedererstarken deren Widerstandskraft. Gemeinsam gehen wir den Weg der Reflexion und dem Bewusstsein der Selbstwirksamkeit. Der erste Weg dazu ist, zu erkennen, dass alles in dir seinen Ursprung hat. Du bestimmst, wie du mit Dingen umgehst, die dich belasten.

Nimmst du eine Opferrolle ein oder gehst du in die Selbstreflexion und suchst nach Lösungswegen. Eine lösungsorientierte Denk- und Handlungsweise schließt nicht aus, dass du dich auch mal fallen und trösten lassen kannst. Diese emotionalen und empathischen Zuwendungen stärken das Gefühl der Zugehörigkeit. Entscheidend ist nur, wie lange verharrst du in dem Gefühl der Machtlosigkeit.

Nicht nur Ereignisse wie eine Pandemie lassen uns wanken. Auch der Verlust eines lieben Menschen, die Abnabelung unserer Kinder, der Verlust des Arbeitsplatzes oder finanzielle Nöte können Auslöser für emotionalen Stress sein.

Es ist auch keine Schwäche, bei solch einem Ereignis innezuhalten und für einen Moment planlos zu sein. Wichtig ist nur, zu erkennen, wie komme ich aus dieser Situation heraus oder wen kann ich bitten, mich zu begleiten.

Über unsere innere Widerstandskraft machen wir uns in der Regel keine bewussten Gedanken. Wir spüren sie aber im Alltag.

Je mehr du dich als Spielball der Gesellschaft, des Lebens oder deines privaten Umfeldes siehst, umso mehr wird dich dein Körper versuchen, davor abzuschotten. Das macht er mit einer zunehmenden Körperfülle. Emotionales Essen, Heißhungerattacken und eine Lustlosigkeit gegenüber Bewegung sind Anzeichen einer gestörten psychischen Widerstandskraft.

Daher gibt es für mich nur einen effektiven Weg, dem Übergewicht entgegenzuwirken. Komm ins Reine mit dir.

5.2 Diät im Sinne der Resilienz-Diät:

Anders als angenommen, bedeutet Diät aus dem griechischen übernommen, Lebensführung oder Lebensweise, Veränderung, Umkehr, Erleichterung.

Aus medizinischer Sicht, gilt Diät als Synonym für Schonkost. Ursprünglich wurden Menschen auf Diät gesetzt, die aus gesundheitlicher Sicht unter Unverträglichkeiten, Allergien oder anderen Krankheiten litten.

Irgendwann erkannte man, dass eine Schonkost / Diät auch zu einem Gewichtsverlust führen kann und seither werden immer neue Varianten der Diät, im Sinne von Reduktion, entwickelt.

Ich habe in meinem Leben selber schon etliche Diäten ausprobiert und will daher überhaupt nicht mit dem erhobenen Finger um die Ecke kommen. Da ich aber bereits die verschiedensten Diäten gemacht habe, weiß ich, dass sie keine dauerhafte Lösung bieten.

Als ich meine Ausbildung zur Resilienz – Diät Coach nach Nadine Bokarev gemacht habe, habe ich erfahren dürfen, dass ich mit jeder Diät Eigenverantwortung abgegeben habe. Ich habe nicht auf meine Bedürfnisse und meinen Körper gehört. Für diese Erfahrung bin ich Nadine Bokarev sehr dankbar.

Für mich verbindet die Resilienz-Diät Selbst- und Körperbewusstsein, Eigenverantwortung und die Wahrnehmung von Gefühlen und Emotionen mit einer ausgewogenen und intuitiven Ernährungsweise.

Diät im Sinne der Resilienz-Diät bedeutet nicht, dem Körper Nährstoffe zu entziehen, sondern Stress, negative Gefühle und Emotionen. Damit wird deinem Körper die Chance gegeben, sich eigenständig von seinen Schutzhüllen *(Fettpolstern)* zu befreien.

Mit Hilfe der Resilienz-Diät habe ich es endlich geschafft, mich wieder innerlich und äußerlich leicht zu fühlen. Ich habe das erste Mal bewusst wahrgenommen, was es heißt:

„Der Körper ist das Spiegelbild der Seele."

Die Arbeit mit sich selber, das Aufdecken von limitierenden Glaubenssätzen oder unerfüllten Bedürfnissen ist nicht einfach. Aber zu lernen, welche Möglichkeiten es gibt, eigene Werte und Bedürfnisse wieder in den Vordergrund zu stellen, birgt eine unschätzbare Kraft. Und dann zu erfahren, wie positiv die eigene Veränderung, körperlich und in der Persönlichkeit, vom Umfeld aufgenommen wird, ist jede Anstrengung wert.

Ich habe bereits viele Seminare und Weiterbildungen besucht und werde das auch weiterhin tun. Das Durchlaufen der Resilienz-Diät, war jedoch einer der größten Schritte in meiner Persönlichkeitsentwicklung. Danke Nadine.

Den Anspruch, dass auch meine Klienten dies erfahren, habe ich in meine Arbeit übernommen. Ich vereine heute die klassische Ernährungsberatung, die ich seit 2008 ausübe, mit den Ansätzen der Resilienz-Diät.

Wenn du mehr darüber erfahren möchtest, nimm Kontakt zu mir auf oder folge mir in den sozialen Medien.

Und jetzt sind wir schon fast am Ende. Wenn du es bis hierhergeschafft hast, hast du eine ganze Menge an Informationen aufgenommen. Das kann ganz schön verwirrend sein. Aus diesem Grund fassen wir das Ganze noch einmal zusammen.

Kapitel 6: Zusammenfassung

Bestimmt hast du am Anfang schon nachgeschaut oder du tust es, wenn du mit dem Lesen fertig bist.

Ich habe ein kleines Geschenk für dich zusammengestellt. Damit möchte ich mich bei dir bedanken. Für dein Vertrauen, deine Neugierde und dafür, dass du mir verzeihst, dass ich keine Autorin bin. Ich hoffe, du konntest vieles mitnehmen und somit in die Umsetzung kommen.

Nachdem ich dir dein Geschenk gezeigt habe, erfährst du noch ein wenig über mich, obwohl ich denke, dass du in diesem Buch bereits sehr viel über mich erfahren hast. Zumindest, wie ich ticke. 😊

Kapitel 6:

Zusammenfassung

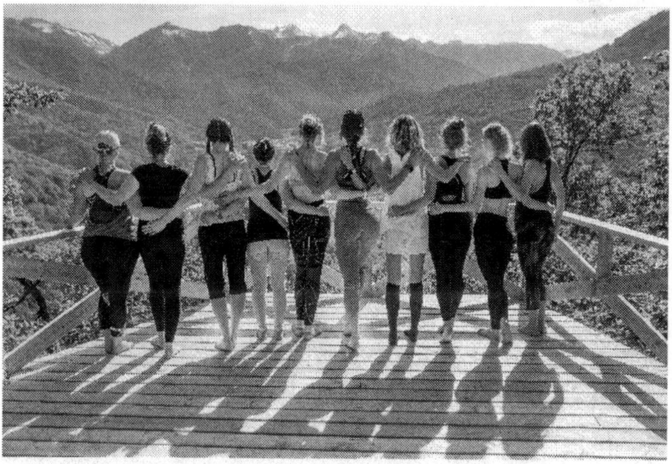

Du kannst dich jetzt erst einmal selber feiern. Du hast dieses Buch bis zum Ende gelesen. Einiges war dir bekannt, einiges unbekannt und vieles hast du vielleicht in einem neuen Zusammenhang gesehen. Ich bin glücklich und habe mein Ziel erreicht, wenn du Mut geschöpft hast. Mut, dass es möglich ist, auch in den Wechseljahren ein außergewöhnliches Leben in einem attraktiven, gesunden und leistungsfähigen Körper zu leben.

Es ist mir und sicherlich auch dir bewusst, dass dieses Buch alleine nicht dafür sorgen kann, dass sich bei dir etwas gravierend verändert. Das ist auch nicht mein Anspruch. Ich möchte dich ermutigen, in die Selbstverantwortung und in die Selbstreflexion zu gehen. Alles beginnt und endet mit dir.

Ja, nur vom positiven Denken wirst du nicht abnehmen, davon werden sich die Wechseljahresprobleme nicht in Rauch auflösen. Aber du kannst mit einer optimistischen Grundeinstellung und der Bereitschaft zum Handeln deinem Körper die Möglichkeit geben, loszulassen.

Ich habe meine Gedanken, Erfahrungen und persönlichen Erlebnisse in einem Potpourri aus wissenschaftlichen Hintergründen und emotionalen Zusammenhängen dargeboten. Welche Sicht- oder Erklärungsweise sich dir eher erschließt, entscheidest du.

Vieles lässt sich bis heute wissenschaftlich noch nicht ausreichend erklären, aber erleben. Wenn du in Ruhe darüber nachdenkst, fallen dir Beispiele ein, wo du etwas gefühlt hast, was eingetreten ist, ohne dass du es mit dem rationalen Verstand erklären konntest. Wenn du Mutter bist, kennst du das vielleicht in Zusammenhang mit deinen Kindern. Ich auf jeden Fall. Vielleicht kommen wir einmal dazu, uns dahingehend auszutauschen.

Für mich war das Beschäftigen mit mir selber, mit meinem Körperbewusstsein, meinen Bedürfnissen, meinem Leben im Allgemeinen sehr befreiend. Nicht alles kannst du sofort verändern. Manches, was in der Vergangenheit liegt, gar nicht. Aber du kannst deine Sichtweise und deine Handlungsoptionen in der Gegenwart betrachten und verändern.

Ich stelle bewusst die Ernährungswissenschaften dem emotionalen und intuitiven Essen gegenüber. Was nützen wissenschaftlich, erklärbare Begründungen darüber, wie du dich ernähren solltest, wenn deine Seele nach Trost und Zuwendung schreit und du gelernt hast, Essen tröstet. Wenn auch nur für den Moment. Was nützt dir die Fähigkeit, intuitiv zu essen, wenn du dein schlechtes Gewissen noch nicht gezähmt hast?

Zu Beginn des Buches habe ich gesagt, dass ich auf bestimmte Bereiche, vielleicht genau die Bereiche, die dich brennend interessieren, nämlich die Bereiche, die deine Psyche und deine Seele, deine Bedürfnisse und limitierenden Glaubenssätze betreffen, nicht näher eingehen werde. Sicherlich kannst du das jetzt verstehen. Nicht umsonst besitzt der Mensch die Fähigkeit, unangenehme oder traumatische Ereignisse in die Seelentruhe wegzusperren.

Um die Seelentruhe allmählich zu leeren, braucht es Zeit, Ruhe und Führung.

Wenn du dir noch nicht sicher bist, wie und ob du ins Handeln kommst, fang doch mit den ersten Schritten an.

Schritt 1: Überprüfe, was ist ein Wunsch und was ist dein wirkliches Ziel. Frage dich, was es körperlich und mental bedeuten würde, wenn du dein Ziel erreichst. Wen betrifft das Erreichte, dich oder dein Umfeld?

Schritt 2: Ernähre dich so natürlich und pflanzlich wie möglich. Frage dich, bevor du isst, warum du jetzt isst und lerne dadurch, zu differenzieren zwischen Hunger und Emotion, zwischen Hunger und Gewohnheit. Höre auf dein Bauchgefühl und iss nur das, worauf du gerade Appetit hast und nicht alles, was angeboten wird.

Schritt 3: Wenn du bisher noch gar keinen Sport machst, erhöhe als erstes deine Alltagsbeweglichkeit. Optimierungsmöglichkeiten gibt es hier bestimmt viele. Und dann teste dich aus. Vielleicht gehst du mit einer guten Freundin walken, Federball oder Squash spielen. Leih dir ein Trampolin oder einen Hula-Hoop-Reifen. Oder vertraue dich den professionellen Trainern eines Fitnessstudios an. Vieles wird dich begeistern und dann mache es zu einer Routine.

Schritt 4: Lerne, NEIN zu sagen. Lebe des Öfteren nach deinen Bedürfnissen. Immer wenn sich etwas nicht richtig anfühlt, frage dich warum. Mit einer 5-Minuten-Pause und einer Tasse Tee findest du es heraus. Trau dich danach zu leben. Nicht alles kannst du beeinflussen, aber du musst auch nicht alles hinnehmen. Viele Wege führen nach Rom.

Schritt 5: Erinnere dich daran, dass du mit jedem Jahr, im dem du alterst, auch immer weniger Nahrung, aber immer mehr Vitalstoffe und Bewegung brauchst. Geh zu einer überwiegend pflanzenbasierten Ernährung über. Prüfe, ob Nahrungsergänzungen für dich Sinn machen.

Schritt 6: Lebe nach deinen Bedürfnissen. Liebe und akzeptiere deine Gefühle und Emotionen. Negative Gefühle und Emotionen wollen aufgearbeitet werden, sonst wandern sie in die Seelentruhe und werden zum

Ballast. Mach es dir jeden Tag schön und nimm bewusst die Dinge wahr, die dir Freude bereiten.

Frage dich immer wieder:

Wer war zuerst da?
„Der Bauch oder die Unzufriedenheit,
die Unzufriedenheit oder der Bauch."

Ich wünsche dir alles Liebe und den Erfolg, den du bereit bist, einzuleiten. Im Bonusteil findest du noch einige Hilfen, wie du deine Erfolgsreise starten oder weitergehen kannst.

Ich bedanke mich für dein Vertrauen und freue mich schon heute, dich irgendwann persönlich kennenzulernen. Deine Sabine

Bonus:

Mein Buch kann nicht alle deine Fragen beantworten und auch nicht alle Themen behandeln. Mein Buch soll dich zuerst zum Nachdenken und dann zum Handeln motivieren. Ich würde mich freuen, wenn es mir gelungen ist, dass du dich ab heute mehr auf deine Bedürfnisse und Gefühle verlässt.

Es gibt aber einige Dinge, die ich nicht ins Buch packen konnte, aber für immens wichtig erachte. Auf einige hast du im Bonusteil Zugriff.

Möchtest du mehr erfahren, dann scanne den QR-Code oder rufe den untenstehenden Link auf.

www.sabineliebe.de/Bonus

SCAN MICH

Was erwartet dich hier:

- Mehr über mich – zum ersten Eindruck bekommst du jetzt noch einen akustischen und einen visuellen. (Video)
- Stressfreie Kommunikation in der Partnerschaft. Das Wertvollste, was du hast, ist deine Familie und dein Partner / Partnerin. (Video)
- Der Zusammenhang von Darmgesundheit und Gewichtsverlust. Hier erkläre ich dir kurz die Moppelchen- und die Schlank-Bakterien (Video)

- Stressoren identifizieren. Die Basis für ein stressminimiertes Leben ist die Identifikation der Stressoren. (pdf – Liste)

Ein zusätzliches Geschenk im Bonusteil.

Wenn du Fragen hast oder Unterstützung suchst, melde dich gern bei mir.

Kontakt:

www.sabineliebe.de/

E-Mail: info@sabineliebe.de

Oder folge mir in den sozialen Kanälen. Ich freue mich auf dich

Social Media:

Instagram: _sabineliebe_

Facebook: @sabinelieberesilienzdiaet oder Sabine Liebe

Podcast: „Leichter leben mit Liebe“

LinkedIn: Sabine Liebe

Über die Autorin

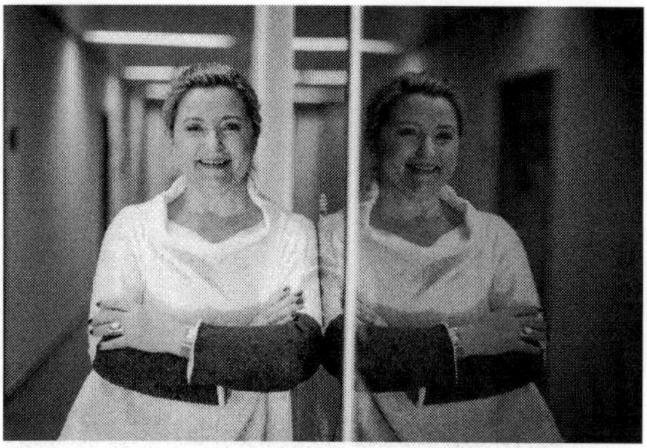

<u>Steckbrief:</u>

- ✓ Dipl.-Ing. Sabine Liebe
- ✓ Geboren 1967 im Sternzeichen Zwilling
- ✓ Verheiratet
- ✓ 2 erwachsene Kinder, Junge und Mädchen
- ✓ 1-mal Oma
- ✓ Wohnhaft im Land Brandenburg
- ✓ Im ersten Berufsleben Dipl.-Ing. Bau / Baustatik, selbstständig
- ✓ Im weiteren Berufsleben Ernährungsberaterin, Honorardozent, Vortragsrednerin, Fachberaterin

für Darmgesundheit, Resilienz-Diät Coach, Vitalstoffberaterin, Präventologin i.A., immer selbstständig

- ✓ Empathisch, lebensbejahend, optimistische Grundeinstellung, selbstkritisch, neugierig

Der berufliche Werdegang von Sabine Liebe ist stark beeinflusst durch ihre eigenen Interessen.

Seit dem vierten Lebensjahr war ihre Entwicklung durch den Sport geprägt. Sie begann in Vereinen organisiert, im Geräteturnen, entdeckte ihre Leidenschaft für Pferde im Reitsport, begeisterte sich während des Studiums mit Badminton. Nach dem Studium fehlte es durch Beruf und Mutterschaft an Zeit und so wurde aus dem Leistungssport Gelegenheitssport.

Auf Grund der sportlichen Laufbahn war Ernährung immer ein zentrales Thema. Nicht verwunderlich ist es daher, dass sie ihr Berufsfeld noch einmal veränderte und seit 2008 in der Ernährungsberatung und Persönlichkeitsentwicklung selbstständig tätig ist. In ihrer Beratungstätigkeit legt sie Wert auf einen ganzheitlichen Ansatz. Hierfür war sie bereit, sich über neue wissenschaftliche Erkenntnisse zu informieren, sich weiterzubilden und neu gewonnene Erkenntnisse in ihre Arbeit mit einfließen zu lassen.

Speziell zur Resilienz-Diät ist sie auf Grund eigener körperlicher Erfahrungen in den Wechseljahren gekommen. Negative Emotionen, Gefühle und limitierende Glaubenssätze führten dazu, dass sie fast 20 kg zunahm und mit Hilfe der Resilienz-Diät wieder verlor.

Von ihrem Wissen profitierten bis heute einige hundert Frauen und Männer, die ihren Kurs: „Abnehmen mit Körper, Geist und Seele“ besuchten.

Quellennachweis:

- Resilienz Akademie (https://www.resilienz-akademie.com/blog/)

- Resilienz – Diät Akademie (https://resilienz-diaet.de/)

- foodspring® (https://www.foodspring.de/magazine/artikel)

- Kry (https://www.kry.de/magazin/)

- *N*etDoctor (https://www.netdoktor.de/)

- Wechseljahre-Verstehen.de (https://wechseljahre-verstehen.de/)

- SinnSucher.de (https://www.sinnsucher.de/blog)

- Medi-fit-GmbH (https://www.medi-fit-gmbh.de/fitnesstipps.html)

- Berufsverband der Präventologen e.V. (https://www.praeventologe.de/)

NAME Sabine Liebe

ADRESSE Heidemühle 7, 15366 Hoppegarten

Web: www.sabineliebe.de

E-Mail: info@sabineliebe.de

Auflage 1

Autor: Dipl.-Ing. Sabine Liebe

Bildrechte & Lizenzen

Bilder wurden mit entsprechenden Lizenzen über:

https://stock.adobe.com/de

258874145, 86402522, 297087759, 78687112, 171924563, 297087759, 323496812, 205382834, 283504421, 86771309, 115632680, 193672206, 193604235, 309197982

https://www.dominikpfau.com

Cover: https://www.grafikguide.at/ Christina Reinwald

Cover Bild: (Mikhaylovskiy) Artikel-ID: 2094925657

Lektorat: D a i d o n e L t d / Christina Waist (www.christinawaist.com)

Printed in Germany
by Amazon Distribution
GmbH, Leipzig

26696250R00100